フィギュール彩 93

THINK ABOUT THERAPY BY DRUGS FOR NEURODEVELOPMENTAL DISORDERS

KAZUKO SHIMADA

発達障害の薬物療法を考える

嶋田和子

figure Sai

彩流社

＊本書中の情報は、取材時の情報である。
＊引用中に著者の注を入れる場合は〔〕内に入れた。

◉はじめに

２０１３年、私は精神医療関係の最初の著書となる『ルポ　精神医療につながれる子どもたち』を刊行しました。

当時は主に子どもの統合失調症の「早期発見」「早期介入」が精神医療業界で叫ばれ、厚生労働省もその分野の研究に力を入れている時期でした。「早期に介入する」とは、この場合、早期に薬物療法を開始することを意味します。しかし、精神医療分野における診断の曖昧さ、要するに「誤診」を避けて通ることのできない現状で、早期の介入は非常に危険であると著書では訴えました。

まして日本の精神科の治療は、薬の量も種類も多い多剤大量処方になりがちです。誤診の可能性をはらみながら、そうした治療が子どもに行われたら、どのような事態になるか。下手をすれば子どもの未来を奪いかねないのです。事実、たくさんの薬を何年も飲みながら、状態が改善するどころか悪化するばかりの子どもたちの事例を私は数多く取材し、本で紹介しました。

あれから４年。

いま「精神医療につながれる子ども」の数は、減るどころかますます増えているのが現実です。それは２０１５年、厚生労働省が行った「子どもへの向精神薬処方件数急増」という調査結果からも読み取ることができます。

その大きな要因は「発達障害」です。

発達障害と診断される子どもの急増。子どもの約1割が発達障害であると、そういう数字もあがっています。ちょっとした人との違いをすぐに発達障害に結びつける傾向もあります。2016年4月に施行された「障害者差別解消法」により、一人一人の困りごとに合わせた「合理的配慮」の提供が行政や学校に義務化されましたが、それに逆行するように、発達障害の特性を薬でコントロールすることを「是」とする世の中の風潮も感じます。

ある児童精神科が、発達障害をテーマとする本の中で、ADHDやアスペルガー症候群には薬物療法が劇的な効果を発揮するので薬物療法は欠かせない、と断定的に書いているのを読んで、かなり驚いたことがありました。

私は、精神医療問題をテーマに取材を重ねて7年ほど経ちますが、精神科の薬によってかえって苦しむことになってしまった子どもたちの姿を多く見てきた経験から、子どもへの向精神薬投与は、慎重の上にも慎重にという思いを消し去ることができません。

一方で、発達障害の特性ゆえに困っている子どもがいるのは事実です。また、大人の発達障害と言われる人たちの急増は、子どもの投薬とは別のかたちでさまざまな問題を私たちに投げかけています。

発達障害の薬物療法とは実際どのようなものなのか事例をあげつつ、この本が、薬物療法に流れがちな発達障害の現状について、いま一度、深く考えてみる一つの契機になればと願っています。

2017年7月

嶋田和子

目次

第一章　発達障害狂騒曲

発達障害という言葉

「発達障害」という言葉が人々の口の端に上るようになってどれくらい経つだろうか。現在では、その概念が正しく理解されているかどうかは別にして、「発達障害」はかなりポピュラーな言葉となった。

　精神医学の世界に「発達障害」という言葉が登場したのは、１９８０年、ＤＳＭ《ディエスエム》-Ⅲ《スリー》においてである。ＤＳＭというのはアメリカ精神医学会によって出版される『精神疾患の診断と統計マニュアル』と言われるもので、それが精神科領域における一つの診断基準になっている。ＤＳＭ-Ⅲのときは「全般的発達障害」「特異的発達障害」という項目がたてられ、現在のＡＤＨＤに相当する「注意欠陥障害」は発達障害とは別に、独自の項目がたてられていた。

　ＤＳＭは１９５２年にＤＳＭ-Ⅰが出され、その後版が重ねられ、２０１３年5月にＤＳＭ-５が19年ぶりに改訂された。それまではⅠ～Ⅵのようにローマ数字で表記されてきたが、今回は「５」というアラビア数字が用いられている。

　そして、このＤＳＭ-５において、これまで「発達障害」(developmental disorder)とされていたものは、「神経発達障害（neurodevelopmental disorder）」と総称されるようになり、7つの障害郡が含まれることになった。知的能力障害郡、コミュニケーション症郡、自閉スペクトラム症、注意欠如・多動症、限局性学習障害、運動症郡、チック症郡。

それでも、日本では相変わらず単に「発達障害」という言葉が使われており、この言葉自体が一般に与える誤解は少なくない。

発達障害＝発達が障害されている＝劣っている。そういう印象を与えかねない命名であり、したがって「発達障害」という診断が当人や親に与える影響は小さくないものがあるのも事実だ。

ともあれ、２００５年に施行された日本の「発達障害者支援法」では、その第2条において、発達障害を以下のように定義している。

「『発達障害』とは自閉症、アスペルガー症候群その他の広汎性発達障害、学習障害、注意欠陥多動性障害、その他これに類する脳機能の障害であって、その症状が通常低年齢において発現するものとして政令で定めるものをいう」

分類については未だＤＳＭ－５に準拠していないが、ともかく、「発達障害は脳機能の障害」ということである。脳機能の障害とは、つまり脳に器質的な障害はないが、その働きに障害があるということだ。器質的な障害とは、たとえば脳萎縮によるアルツハイマー病や頭部外傷後の後遺症などがそれに当たるが、発達障害はそうした脳画像的に見える障害ではなく、あくまで「脳の働きの機能的な障害」であるということである。

ただ、ＤＳＭ－５で「神経発達障害」（neurodevelopmental disorder）とされたことには意味がある。

この「development」はもともとは「発生発達」を意味する言葉である。日本語では子どもが生まれるまでを「発生」、生まれた後を「発達」と区別しているが、英語ではdevelopmentという言葉でそれを一括りにしているのだ。

したがって、「神経発達障害」とは正確には「神経発生発達障害」と訳すべきものであり、それが表しているのは、まさに発達障害の発症メカニズムを「先天的」(発生)と「後天的」(発達)な問題ととらえているということだ。

こうした考え方は、「発達障害は、遺伝的な要因に環境的な要因が重なることで発症する」とする説が最近では有力になりつつあることからも、「神経発達障害」という言葉＝概念は理にかなっているものといえる。

さて、話をDSM‐5に戻すと、前述の通り、「発達障害者支援法」の定義に出てきた分類はDSM‐5では使われず、これまで発達障害の中でも比較的認知度の高かった「アスペルガー症候群」という名称(分類)が消えることになった。アスペルガーは「軽い自閉症」と見なされることもあるが、DSM‐5では、重い自閉症からアスペルガーまでを連続的に捉える「自閉症スペクトラム障害」(ASD)に一本化された。それに加えて、神経発達障害には、注意欠如・多動症(ADHD)が加わったが――じつはDSM‐5以前、ADHDは発達障害の枠組みではなかった――日本の「発達障害者支援法」ではDSMに先駆けて、すでにこれを発達障害に加えており、この現象を杉山登志郎氏は『発達障害の薬物療法』(岩崎学術出版社、2015年)という自著の中で、次のように書いている。

「これまでＡＤＨＤは子どもの問題行動に含まれており、国際的には発達障害に含まれていなかった。わが国は２００５年に発達障害者支援法によってＡＤＨＤを発達障害と法律で定めてしまった！　何というわが国の先見性であろう」

これから書くことになるＡＤＨＤの薬物療法が犯している「被害」のことを考えると、これを「先見性」と称えるべきか、かなり疑問である。

さらに、ＤＳＭ‐５の神経発達障害におけるもう一つの大きな変化は、ＡＤＨＤとＡＳＤの併存が認められたことだろう。これまではある意味、まったく別方向の「障害」であるととらえられていた障害が、じつは「併存」するという考え方に変わったということで、「ＡＳＤであり、ＡＤＨＤでもある」となれば、両方の「薬物治療」が必要になってくるという状況も考えられる。

ＤＳＭの他に精神科分野における診断基準としてもう一つ世界保健機関（ＷＨＯ）が定める「ＩＣＤ（疾病及び関連保健問題の国際統計分類）」があり、現在の「ＩＣＤ‐10」においては「神経発達障害」は採用されていない。

ＤＳＭにしろＩＣＤにしろ、診断する際の根拠は、それぞれの診断項目の有無を医師がチェックして、一定以上の項目にチェックがつけば診断を下すという方法である。しかし、これらの国際的な診断基準には、診断のための標準的な基準は書かれているが、それが数値などで明確に示されているわけではない。つまり、ここからここまでは発達障害であるが、ここから先は発達障害ではないという線引きが不可能であるということだ。

とすれば、「発達障害」にしろ「精神疾患」にしろ、精神医学で扱う病気・障害は、診断そのものがかなり曖昧にならざるを得ない。病気(障害)を「異常」ととらえれば、「異常」と「正常」を区別すること、そこに明確な境界線を引くこと自体、不可能なことだ。つまり、発達障害や精神疾患というものは、そういう枠組みの中でしか語ることのできないものなのだ。

こうしたことを前提に、発達障害とされている個々の「障害」を見ていくことにする。

ＡＤＨＤとはどんな障害か

ＡＤＨＤ＝attention deficit hyperactivity disorder は注意欠如・多動性障害と訳されるいわゆる行動障害である。多動性、不注意、衝動性などの症状を特徴とするが、診断は前述のとおり、チェックリストで行われることが多い。

たとえば、ＤＳＭ-５では以下のような項目にどれだけチェックがつくかで判断される。

(ａ)学業、仕事、または他の活動中に、しばしば綿密に注意することができない。または不注意な間違いをする。

(ｂ)課題または遊びの最中に、しばしば注意を持続することが困難である。

(ｃ)直接話しかけられたとき、しばしば聞いていないように見える。

(ｄ)しばしば指示に従えず、学業、用事、職場での義務をやり遂げることができない。

(ｅ)課題や活動を順序立てることがしばしば困難である。

(f)精神的努力の持続を要する課題に従事することをしばしば避ける、嫌う、またはいやいや行う。
(g)課題や活動に必要なものをしばしばなくしてしまう。
(h)しばしば外的な刺激によって気が散ってしまう。
(j)しばしば日々の活動で忘れっぽい。

このような9つの質問項目に6つ以上(17歳以上では5つ以上)にチェックがつけば「不注意」ということになる。また「多動および衝動性」については以下の項目があげられている。

(a)しばしば手足をそわそわ動かしたりトントン叩いたり、または椅子の上でもじもじする。
(b)席についていることが求められる場面でしばしば席を離れる。
(c)不適切な状況でしばしば走り回ったり高い所へ昇ったりする。
(d)静かに遊んだり余暇活動につくことがしばしばできない。
(e)しばしば「じっとしていない」、またはまるで「エンジンで動かされているように」行動する。
(f)しばしばしゃべるすぎる。
(g)しばしば質問が終わる前に出し抜いて答え始めてしまう。
(h)しばしば自分の順番を待つことが困難である。
(i)しばしば他人を妨害し、邪魔をする。

この9つの質問に、これも6つ以上(17歳以上では5つ以上)チェックがつけば、「多動および衝動性」という診断が、成育歴の聞き取りなども行いながら、下ることになる。

しかし、こうした「文章」による診断では、その文章をどう解釈するかで、かなり結果が違ったものになる可能性は否めない。特に質問の中に必ず出てくる「しばしば」という言葉。これはどれくらいの頻度を現わしているものなのか、人によっては2、3度あっただけで「しばしば」と判断し、医師にそのように告げるかもしれない。とすれば、当然医師はその項目にチェックを入れることになる。

このように質問の文章そのものが曖昧なのだから、下される診断も曖昧にならざるを得ず、そこに「誤診」が紛れ込むのはむしろ当然のことである。

さらに、実際の臨床においては、医師が子どもを診たときの「印象」や保護者からの聞き取りだけで診断を下している例もかなりある。

自閉スペクトラム症（ASD）とはどんな障害か

自閉症スペクトラム＝Autistic Spectrum Disorder＝ASDの主な症状はいわゆる「三つ組の障害」といわれるものだ。「三つ組」とは、社会性、コミュニケーション、イマジネーションの障害のことで、それに加えて感覚過敏がその特徴としてあげられる。

一つずつ見ていくことにする。まず「社会性の障害」というのは、わかりやすい例を挙げれば、人よりも物に興味がある、ということだ。母親と遊ぶより、物を並べるほうが好きとか、物への強い関心である。それは「こだわり」という行動となって現れることもあり、物を並べる、特定の物を集める。また、それが逆に現れれば、変化を嫌うという傾向にもなる。

こうした「障害」の早期の兆候として「指さし」の遅れがあるといわれている。たとえば、飛行機が飛んでいるのを見て「飛行機だ！」と指さして、母親の方を見てニッコリ笑う、そうした指さしがＡＳＤではかなり遅れるとされる。

次に「コミュニケーションの障害」だが、言葉の遅れがまず挙げられる。知的障害のない高機能の場合、言葉の遅れのない子どもも多いが、言葉の使用に偏りがある。たとえば独り言が多い。オウム返しの言葉が多い。また、「行く／来る」「ここ／そこ」といった、視点によって使い分ける言葉に混乱が見られる。

三つ目の「イマジネーションの障害」について。子どもというのは、通常だと一歳半くらいから「ふり遊び」をする。「ふり遊び」とは、たとえば空のコップにジャーッと水を注いだふりをして、飲む真似をするといったことで、ＡＳＤの場合そうした「ふり遊び」が2〜3歳まで出てこないこともあるといわれている。また、3〜4歳で出現する「ごっこ遊び」も非常に遅れることがある。

そして、ＡＳＤによく見られる「感覚異常」＝感覚の敏感さと鈍感さ（ＤＳＭ‐5ではＡＳＤの94％に見られるとしている）。これは1歳くらいからすでに現れ、たとえば大きな音を立てると泣いたり、逆に、呼んでも振り向かないという「感覚の鈍感さ」があり、それが共存している場合もある。

そして、このＡＳＤの診断もＤＳＭ‐5のチェックリストで行われることもあるが、多くは発達検査を受け、さらに外来における医師の印象等で診断が下る場合が多いようである。

発達障害の検査にはＷＩＳＣ（子ども用）、ＷＡＩＳ（大人用）などのウエクスラー検査や、田中ビネー Ｖなどの知能検査、また、Ｋ‐ＡＢＣ、ＤＮ‐ＣＡＳなどの認知能力に特化した検査があるが、そうした検査をすることなく、右記のような「印象」だけで、発達障害について未熟な医師が、簡単に診断を下しているケースも実際の臨床ではよくあるようだ。

私は7年ほど「精神医療の真実」と題してブログの運営をしているが、そこに寄せられる多くの体験談の中には、こうした「安易な診断例」は枚挙にいとまがない。

たとえば、子どもに薬を飲ませた母親から以下のようなメッセージが届いたこともある。

「今まさに17歳の息子が、ストラテラ、コンサータ〔どちらもADHDの症状を抑える薬〕を服用して、朝から起き上がれないことになっています。

自殺未遂を3度起こし、1ヶ月前うつを疑って精神科を受診したところ、問診と簡単なアンケートで、アスペルガーの二次障害によるうつと診断され、レクサプロ、スルピリド、ストラテラ、プロチゾラムを処方され服用していました。

数日前から『朝の眠気を解消する』といわれ、コンサータを服用開始。それ以降、起き上がることもままなりません。当然登校もできない状態です。投薬前には、きちんと通えていたのに、ほんの1ヶ月で〔こんなひどい状態になるなんて〕薬害状態としかいえません。

幸い、知り合いに精神保健福祉士がいたので、危険と知りつつ一度休薬し、3日後に信頼できるクリニックに行くことになりました。

今までどうにか折り合いをつけて、いわゆる進学校に通うほどの息子が、こんなことになってしまい精神薬の恐ろしさを感じています。

午後5時半、やっとベッドから落ちて目覚めました。

不安になって医師に連絡したら、薬の副作用で眠り続けているわけではない、無理やり起こせ、水分を取らせろ、薬は飲み続けろ。眠りの時間が狂っているのは、体内時計が狂っているからだ、太陽の光を当てろ……ほとほとあきれました。転院します」


また、大人の発達障害診断も子どもの診断以上に安易な診断が目立つ。


「私もつい最近、発達障害と診断されました。

もともと双極性障害で通院している病院で、子どもの頃の話をした時に、ADHDとアスペルガー症候群の傾向があるからと、ストラテラが処方になりました。

発達障害は治る病気ではないから、薬を飲みながら、生活の訓練をしていきましょうとのことですが、40歳を過ぎて、大人の発達障害と言われても、正直、ピンとこないし、検査もせずに数分話しただけで簡単に診断が出ることに、ちょっとこわいと思ってしまいました。

薬代が高いと言えば（ストラテラはまだジェネリックがないため高価である。40㎎錠で約450円、成人に必要な最小量の80㎎では約900円。3割負担とすれば、80㎎の最低量を服用した場合、1日約270円かかり、月にすると8000円以上。診察代等を含めれば、およそ1万円はかかる計算になる）、自立支援の申請をすすめられるし（自立支援なら負担は1割ですむ）、通院をやめたいと言ってもなかなかやめさせてもらえません。

じつはストラテラ(80mg)は3回ほど飲みましたが、頭痛や吐き気、下痢、食欲不振がひどくて飲み続けることができず、勝手に中断しています。

なぜ飲む必要があるのかと主治医に聞きましたら、『あなたの場合は、昔から風変わりな子と思われていても、当時は病気という概念がなかったから診断されることがなく、見落とされてきたのだろう』とのことでした。

最近、通院している病院では、子どもの受診をよく見かけるようになったり、学校の先生らしい人が相談に来ている姿をよく見るようになりました。

子どもの頃からはみ出しっ子だった私としては、子どものちょっとしたことを問題にして、精神科や心療内科の受診と薬につなげるのは、とてもこわいと思います」

子どもの約1割が発達障害

2012年に文部科学省が行った調査がある。それによると、通常クラスに発達障害を疑わせる子どもの割合は6・5%とのことである。しかし、この調査は日頃の児童・生徒を見ている教師の印象による回答である。教師がその子どものことを「どうも発達障害らしい」と判断した場合の数字ということだ。

実際のところ、発達障害といわれる子どもがどれくらいいるのか確実に把握しきれていないのが実情である。ADHDでは子どもの人口の3%という報告もあれば、8%という報告もある。またAS

Dでは1〜2・2％という数字があがっている。そして、発達障害全体ではおおむね1％という人もいれば、10％という数字をあげている人もいる。

このように幅のある数字が出てくるのは、やはり発達障害であるかどうかの境界線があまりに曖昧であることの証だろう。

数字については前出、杉山登志郎氏が『発達障害の薬物療法』の中で、以下のように書いている。（ちなみにこの本の中で杉山氏は私の前著『ルポ　精神医療につながれる子どもたち』について、「児童精神科医が機械的に診断を下し、大量の処方をすることに対する告発本」と紹介している。私自身、この本を告発本とは考えていないが、精神科医から見れば「告発」と映るのだろう。）

「知的障害が1％弱、自閉症スペクトラム障害（ASD）が2％強、ADHD3〜5％、局限性学習障害5％などと、重複があるにせよ単純に合計すれば子どもの約1割以上という、発達障害を専門にしてきた筆者から見ても驚くべき数字になる。この数字がわが国の現実から解離していないことは、2012年に文部科学省が全国で実施した調査によって、通常クラスに在籍する生徒児童のなかで発達障害と考えられる児童が計6・5％認められたと報告されたことからもわかる。現在わが国において、特別支援教育を受けている児童・生徒は、支援クラス、支援学校など、全部を含めて2・9％（2012年）であり、この両者を足すと約1割になるからである」

現在子ども（7歳から15歳）の約1割は何らかの発達障害があるということは、単純な計算をすると、現在の小、中学生の人口(7歳から15歳)はおよそ1020万人であるから、その1割近く＝102万人の子どもたちが発達障害ということだ。

しかし、岡田尊司氏の『発達障害と呼ばないで』(幻冬舎新書、2012年)によれば、発達障害を持つ子どもの数は、調査をするごとに増えているという。特に増加が目立つのは、もともと割合が低かった自閉スペクトラム症で、この30年間で、数十倍に有病率が上がっているとのことで、もちろん、学習障害やADHDも、調査のたびに有病率が上がっているようだ。

発達障害は本当に増えているのか？

発達障害急増についてはいくつかの原因が取りざたされている。そもそもこれまで発達障害は前述のとおり、生物学的基盤によって起きる中枢神経の機能的発達の障害とされ、遺伝的要因が大きいとされてきた。しかし、この30年ほどの発達障害の増加率は、遺伝要因だけでは説明がつかないものだ。わずか30年という期間で人間の遺伝子がこれほど劇的に変化するとは考えにくい。

では、なぜここまで発達障害が急増しているのだろう。

一つには、発達障害についての知識が普及して診断を求める人が増えたためと、過剰診断を問題にする意見がある。これは事例でも示したように、精神科医自身、発達障害についての知識を得て、これまでうつ病や双極性障害として治療してきた人たちをあらたに発達障害と安易に診断し直すケースが増加していることからも容易に想像できることである。

そして、この「不自然な」発達障害急増の背後には、製薬会社の存在が大きく影響していることは間違いないだろう。発達障害の「啓蒙」という名を借りた、発達障害のための薬の売り込みが後押しした過剰診断である。

もう一つは、これまで何とか社会や家庭で支えることができた発達障害を持った子どもたちを、学校や家庭におけるサポート能力が低下したため、その存在が浮き彫りにされてきたと見ることもできる。これまで何とか適応してきた発達障害を持った人々を、この現代社会の在りようが追い詰めているのだ。たとえば、数十年昔なら、1日中誰とも話さず、自分の仕事（とくに職人のような仕事）だけをしていてもすまされてきたものが、今は、そういうわけにいかない。どんな特技をもった職人といえども、コミュニケーション能力が求められる時代であり、その結果、適応できずに苦しむ人が増えているのは事実である。

また、発達障害の発症因子である出生時低体重児の増加や親、とくに父親の高齢化が増加の原因という見方もある。さらに、妊娠中の飲酒、喫煙、低栄養等の問題も無視できない。

元来の、脳機能の障害という発達障害の定義によれば、発達障害には、虐待やネグレクト、愛情不足といった心理社会的要因は含まれないことになっている。とくにＡＤＨＤの診断の際、鑑別されるべき要因として「愛着障害」がある。愛着障害の特徴を持つ子どものＡＤＨＤ様症状は、それが本当にＡＤＨＤの症状なのか、虐待に由来する症状なのか慎重に鑑別する必要があると、『注意欠如・多動症　ＡＤＨＤの診断・治療ガイドライン　第4版』（じほう、２０１６年）には書いてある。しかし、「その際、ＡＤＨＤをもつこと自体が親の虐待的養育姿勢を誘導するリスク要因であり」、両者が併存している場合も多いことも注意している。

診断の曖昧さゆえの過剰診断が発達障害増加の一因であることは間違いない。

しかし、前章でも述べたが、「発達障害は、遺伝的な要因に環境的な要因が重なることで発症する」という考え方が現在では主流であり、この30年ほどの間に激変したのは、まさにこの「環境」のほうであると考えると、実際、発達障害は増えているといってもいいのではないだろうか。大気汚染、化学物質、農薬、添加物等々を引き金として、発達障害になるというとらえ方もあり、これについては最終章で詳述する。

発達障害は「飯のタネ」

ある「病気」なり、「障害」なり、世間の認知度があがれば、それに伴ってマスコミが取り上げる機会も増え、まさに「流行」となって、ビジネスとなっていく。製薬会社に限らず、この発達障害ブームを「商機」ととらえている人々はたくさんいる。

たとえば、知人の小児科医からもこんなメールが送られてきた。

「医師会からの義務で年に6回ほど開かれる会合(通常学級や通常学校で教育できるかどうかの判定をする会議)に出ています。今では会議での話題は発達障害が中心です。

発達障害は一部の小児科医の飯のタネになりつつあります。

風邪で通っていた子どもがいつの間にか、大学や知り合いの発達クリニックで発達障害と診断されて、コンサータはもちろん、なかには統合失調症が対象のエビリファイまで投与されています。

そして、小児科医の間でも、発達障害の薬物療法に対する危機感は皆無です」

さらに「発達障害」と銘打ったイベントや講演会など、週末ともなれば日本全国のどこかしらで開かれている現状がある。

主催者は、発達障害関連の団体だったり、当事者が作るＮＰＯ法人だったり、あるいは発達障害児を持つ母親だったり、もちろん、専門家とされる児童精神科医だったり、小児科医だったり、あるいは製薬会社だったりする。

発達障害児を持つ母親の中には、自らがカウンセラーやセラピストとなって、当事者（家族）に関わろうという人たちも出てきた。

以前、そうした会合に出席したことがあるが、参加費３０００円の会に２００人ほどの母子が集まり、大盛況だった。

母親たちの幾人かに参加の理由を尋ねると、「最近学校の担任から発達障害の可能性を示唆されたので気になって」とか、「本を読んだところ、どうもうちの子もそうではないかと感じたので」とか、「病院を受診して診断を受けようか迷っている」とか、いわゆる「グレーゾーン」と言われる、発達障害の特性がそれほど色濃くないものの、いわゆる「定型発達」とも言えない（と親が感じている）人たちが、情報を求めて集まってきたのである。

子どもが発達障害と言われたら？

一方で、「発達障害」→「障害」という言葉がもつ負のイメージからか、この診断を頑として受け入れようとしない親もいる。「障害者」であることがマイナスになりがちな世の中において、見た目は五体満足であることから、親自身の認識がついていかないのかもしれないし、「普通」であることが社会の規範とされ、横並び意識が強い日本ならではの現象かもしれない。

以前、メールでやり取りをしていたあるお母さん。息子さんが統合失調症との診断で多剤大量処方を受け、母親主導で減薬をしていたが、その後、ある医師から統合失調症ではなくアスペルガーの可能性を指摘された——とお母さん自身がメールに書いてきたので、私も「発達障害」を前提に話を進めたところ、

「うちの息子を障害者呼ばわりしないで！」

と激しい拒絶のメールが送られてきた。この人のように「感情的に」拒絶している場合、いくら発達障害について説明しても、受け入れてもらうのは難しい。したがって、そのお母さんとは以降、発達障害の話はしないことにしている。

また、子どもが発達障害の診断を受けた途端、障害の受容とともに「療育」に奔走する母親もいる。この子の将来のために今できることは何か、「障害」ゆえのできないことを補うにはどのような療育が必要かなど、ネットを駆使して調べ上げ、その多くを受けて一週間のほとんどがそうした予約で埋まっているのだ。もちろん、子どもも母親もへとへとである。

発達障害の情報はいまや洪水のごとく巷にあふれているといってもいい。しかし、その多くが、「あなたの子どもも発達障害かもしれない」、「放置するとたいへんなことになる」、「そうならないた

めにこういう方法がある」「今は安全な薬もある」といったような、親を脅して医療に誘導するようなものが多く、真の意味で役立つ情報、親子のためになる情報は、案外当事者家族に届いていないようだ。

杉山さんの息子のケース

二人の息子が発達障害と診断(長男・16歳がグレーゾーン、次男・14歳がアスペルガー症候群と診断)されている母親の杉山律子さん(43歳)は、こんなふうにいう。

「私もそうでしたが、お母さんたちは、自分の子どもが発達障害と言われたら、その先、どういう対応があって、どういうことをするとどういうメリットやデメリットがあるのか、学ぶ場がないんです。中には、病気だと思っているので、薬を飲めば治ると考えているお母さんもいます。でも、そう思ってしまうのも、ある意味仕方のないような状況です」

杉山さんは、次男については小学校入学後、担任の教師から「発達がちょっとゆっくりしているみたいよ」と指摘されたのが「発達障害」というものと付き合うきっかけとなった。

しかし、当初杉山さんは担任の「発達がゆっくりしている」という言葉の意味がわからなかったと言う。そこで、養護教諭に尋ねたところ、「それは発達障害といって、本屋さんのコーナーに本がたくさんあるから読んでみたら」と言われ読んだところ、「あ、うちの子のことだ」と思ったそうだ。

「でも、発達障害だとしたら、どこに行って何をすればいいのかわかりませんでした。そこで、担任の先生に尋ねると、小学生に関しては地域の療育センターが診ているとのことだったので、とりあえずそこに行ったんです。そこにはドクターが一人いて、そこで次男は「アスペルガー」と診断されました」

診断した医師はつづいて杉山さんに、

「じゃあ、通級はどうします？」と訊ねてきた。

「え、通級って何ですか？」初耳の単語に杉山さんが思わず訊ね返すと、

「小学校の中で情緒に問題のある子を特別に面倒見てくれるところがあるんですよ」とのことだった。

通級（通級指導教室）というのは、たとえば読み書きが苦手だったり、対人関係がうまく築けなかったりする障害のある子どもが、普段は通常の学級に在籍し、障害の状態に応じて一部の授業を別の教室で受けることができる制度のことだ。１９９３年度に設置されている。

発達障害などでこの通級を利用している児童・生徒が、２０１６年の文部科学省の調査によると、９万人余り、過去最高になったと２０１６年5月6日のＮＨＫオンラインでは伝えている。対象は全国の公立小中学校の児童・生徒であり、前年度と比べても６５２０人増加して、担当教員の充実が急がれるとしている。

医師から通級を提案された杉山さん。

「よくなるんだったら行きたいです」

そう答えると、医師は「今のシステムでは小学校の校長先生の推薦がないと出せないので、その旨まず校長に伝えてください」と言い、杉山さんが校長にお願いしたところ、「お母さんの強い希望と

一言書くと早く通るからそう書いていいですか」と言われたので、「はい、ぜひ」ということになった。

そこまでもすべて初めてのことばかりで、杉山さんは面食らいながらも人に言われるまま、流れに流されるように進んでいった。

すると、今度は「トクソウ」と言われるところに行き、またしても発達診断を受けなければならないことがわかった。杉山さんは県に一つだけあるその「トクソウ」(特別支援教育総合センター)に次男を連れていき、そこで田中ビネーなどの心理検査を受けた結果、「お子さんはやっぱりデコボコしているところがあるから、通級をやりますか」と聞かれて、「はい」と答えて、ようやく地域の通級に手続きが完了したというわけだ。

杉山さんが言う。

「慌ててこの手続きをしたのが小学校1年生のときで、2年生の4月にぎりぎり間に合って通えるようになりました。そんな状態なので、いつも慌ててばかりです。ぼんやりしていたら、何の情報も得られないし、先生も医者も、聞かない限り教えてくれません。お母さん同士のほうがざっくばらんにいろいろ教えてくれます」

通級で知り合った母親同士の交流が杉山さんにはたいへん役立ったという。しかし、それでもまだ知らないことばかり。

「ええ、通級に通いだしてからですね。発達障害についてあれこれ話せるようになったのは。いつから気づいたのとか、あるお母さんは『うちは3歳児健診で引っかかった』とか言ってました。3歳だといわゆる療育をやるところはいろいろあるらしいけど、うちはもう小学校にあがってしまっていたので、週に一回の通級だけ受けたんです。私としてはそこに行っていればずっと何とかなると思っていたんですけれど……」

ママさんたちの会話

通級に通えるようになってやれやれと思っていたある日のことだ。杉山さんは同じ発達障害児を育てているママ友に、何の前触れもなく突然、「どこのクリニックに行ってるの？」と聞かれたことがあった。

「えー、クリニックに行くんですか？」と思わず言うと、

「なら、診断はどこでついたの？」

「うちは〇〇市の療育センターにドクターがいるから、その人に診てもらったんだけど、それで終わりじゃないの？」

「だって、あそこは未就学児でしょう。杉山さんのところはもう小学校に入ったんだから、どこか民間のクリニックに行かないとだめよ」

そう言われて、杉山さんは、

「みんなどこに行ってるんですか」と聞いてみた。するとママ友は

「▽▽の子どもクリニックさんはいいって聞くわよね」と親切に教えてくれた。

「どういうところがいいんですか？」

「先生が話をよく聞いてくれるのよ」

そうはいっても、まだ発達障害だから精神科のクリニックに行くことに納得のいかなかった杉山さんは、

「でも、クリニックって本当に行かなきゃいけないんですか?」と食い下がってみた。

「だって薬を処方してもらわなきゃでしょ。私たちは3週間に1回は病院に行ってるわよ」という返事。

「え〜、そうなんですか」

「だって、ほら、子どもの状態とかも診てもらわなくちゃだしね」

「え〜?」

「何言ってんの、杉山さん。だって通級というのは文科省の組織の中の一部だから、やっているのは学校の先生であって、医者じゃないのよ。発達障害となったらドクターに診てもらわなくちゃいけないでしょ」

こうした流れは小学校でも繰り返されたという。

担任との面談の際、

「それで杉山さん、ドクターは何と言ってますか?」と突然教師から聞かれて、杉山さんはここでも、

「え、ドクターって何ですか?」

「いや、みなさん、医療にかかっているんですよ。発達的に何かあった時にドクターの意見というの

は私たち教員としてはほしいんですよね」

「うちは薬は必要ないので……」おずおずと杉山さんが答えると、

「そうなんですかあ。でも、皆さんかかりつけのお医者さんがあると安心すると言っていますから、杉山さんもかかりつけ医を持っていたほうがいいんじゃないですか」

「かかりつけ医ってどんなときに必要なんですか」

「暴れちゃってどうしようもないときとかあるでしょ」


「そう言われて、少し学校に不信感を抱きました」と杉山さんは言う。

「学校は権限を持ち合わせていないので、発達障害に関して親にものを言うことをためらい、その分ドクターの意見がほしいと強く言ってくるわけです。学校もその子の将来に対して責任を負うのが怖くなっているのか、ドクターにその責任を押し付けているというか。ドクターが、この子にはこういうケアをしなさいと言ったと親が言うと、学校はすぐに動きますよ。学校ってそれくらいドクターに対して一目置いているところがあるんです」

学校と精神医療の関係については後ほど詳述するが、教師やママ友から医師の診察を強く勧められた杉山さんは、「発達障害というのはそういうものなんだ」と思い、クリニックを探すことになった。

しかし――、

「学校に行きたがらない子が、病院なんかもっと行きたがらないわけですよ。だから、結局うちはどこのクリニックにも行っていませんし、薬も飲んでいません」

ただ、一度だけ、夏休みに市内にあるリハビリセンターに行ってみようという気になった。そこは小児だけでなく成人後も面倒を見てくれるらしいし、そもそもきちんと診察を受けていないことに対する世間の風を弱めるためにも、一度は診察を受け、医師の意見を聞いておこうと考えたからである。

発達障害を診断する精神科医の実力

「でも、そこにいたドクター、東大出身とかの医師でしたけど、息子を見るなり、『君はネット依存だね』と言い出したんです」

少し憤慨しながら杉山さんが言う。

なぜ「ネット依存」なのかというと、診察を待つ間、手持無沙汰の次男はスマートフォンのゲームをやっていたからだ。それを見た医師の言葉がこのようなものだった。

「ネット依存だから久里浜の病院に入院するようにとのことでした。発達障害の診察で行っているのに、いきなり入院しろだなんて、正直、話にならないので、もう5分で帰ってきてしまいました」

「久里浜」というのは、独立行政法人国立病院機構久里浜医療センターのことで、その中に「ネット依存治療部門」というところがある。医師はたまたまネットゲームをしていた少年に、即ネット依存という診断を下し、そこへの入院治療を勧めたということだ。

そんなことがあるのだろうかと思われる人も多いと思うが、このような反応をする精神科医はじつは多い。そもそも精神科医というのは、患者の「異常」をいち早く嗅ぎつけて、診断を下して、治療を行う職業である。日常的に何気なく交わされる言葉の端々からも医師は「病気」を見つけ出そうとする。そこに精神科医としての「実力」が現れると、本気で信じている医師も多く、たとえば、統合失調症をいかに早期に発見するかといった、一種職人技を競うような雰囲気が精神医療の現場にはある。しかし、精神科医のそうした行いは、安易に患者にレッテルを貼ることになり、同時に誤診のリスクを高め、結果、不必要な薬剤の投与となりかねないたいへん危険な行為である。

ところで、発達障害をきちんと診断できる医師は日本にどれくらいいるのだろうか。

日本小児神経学会が公表している医師は、北海道から沖縄までで２９８名(２０１７年6月現在)である(https://service.kktcs.co.jp/smms2/c/jscn/ws/jscn/List.htm?t=https://www.childneuro.jp/themes/childneuro/relation/licenselist_dd.html)。

しかし、実際にはもちろん、これ以外にも多くの児童精神科医、精神科医が発達障害の診療を行っているし、このリストに含まれているからといって含まれていない医師より診断能力、治療成績が優れているとは言えないのが事実である(そもそも精神科医が行える発達障害の「治療」とはいかなるものなのかという根源的な問題がある)。これはあくまで医師へのアンケートによって本人が発達障害の診療に応じると回答してきたものにすぎないということだ。

さらに、『ライブ講義　発達障害の診断と支援』(岩崎学術出版社、２０１３年)という本の中で児童精神科医の内山登紀夫氏は次のように書いている。

「日本では児童精神科医は今でも稀な存在であるし、発達障害を支援できる専門家は非常に少なく、

専門家の養成は急務となっている。（中略）
本書で意図したのは、発達障害の専門的なトレーニングを受けていない専門家が、発達障害の診断や見立てを行い、診察室で可能な範囲の治療や支援を行えるための知識を伝えることである。（中略）
日本ではＤＳＭやＩＣＤの二つの国際的診断基準を使って診断する医師が大多数であるが、その際の診断の根拠は、診断項目の有無をチェックし一定以上の項目にチェックがつけば診断を下すという方法である。忙しい一般診療の場ではそれさえも難しく、診察した時の印象などで診断を下したり、『目が合うから自閉症でない』といった除外診断も今なお行われているようである。どちらの診断方法も、専門家として適切な助言をしたり支援を行うためには不十分である」
「目が合うから自閉症ではない」というのは、自閉症の一つの症状として「他者と視線を合わせない」という特性があるためだが、「視線が合うから自閉症ではない」という除外診断理由はあまりに素人的であるという内山氏の批判である。
内山氏のこの文章を読むと、いまだ発達障害を正しく診断できる医師は日本においてきわめて少なく、したがって診断もかなり「いい加減」――といっては語弊があるかもしれないが、それに近いものであるということである。
にもかかわらず、前述の杉山さんが体験したように、多くの人からのアドバイスとして「医師に診てもらっておいた方がいい」というのは「専門家信仰」といってもいいもので、現在の世の中の流れは、じつは発達障害における精神医療の現状から見ると、誤診、誤投薬を含めて、子どもの心身や未来に対して大きな懸念を抱かざるを得ない状況といえる。

こうしたことは、日本子ども学会の学会誌『チャイルド・サイエンス』において福井大学子どものこころの発達研究センターの中井昭夫氏が「発達障害の診察室で考えていること」という論文の中にも書いている。

「保健所や学校で、ちょっと変わっている、ちょっとうまく行かない、ちょっとお勉強についていけないと、すぐに園や学校から保護者が呼び出され『病院に行ってきてお薬をもらってきて下さい』『発達障害だと思うので診断書をもらってきて下さい』と言われ、納得のいかないまま、あるいは怒りを抱えながら受診されるケースも多い。また、医療の側も、身体疾患の鑑別のための診察や検査もきちんと行わず、いわゆるチェックリストのみで発達障害と診断し、『お子様は発達障害です』『このお薬が必要です』……ということも多く耳にする。昨日まで、優しく、まじめで、字は少し汚いがスポーツもでき、成績優秀で、歴史に詳しくクラスの尊敬を一手に集め、教師からも信頼の厚かった子が、クラスメイトからの心ない誹謗中傷によりキレて暴れたのをパニックとして大人3人がかりで引きずられて医療機関に連れて来られ、チェックリストでアスペルガー障害と診断された途端、癇癪・パニックを抑えるためにその日から薬物療法が開始され、教師や友人からも障害者扱いとなり、特別支援学校へ進学を進められてしまうという現実。確かに本人の特性からくる『困り感』への早期の気づきと適切な予防的対応・支援は重要であり、自分もその中で診療、研究、教育、地域・社会貢献を行ってはいるのだが、このような流れの中でいつも何かしら違和感のようなものを抱えているのが実際のところである」

これはまさに「発達障害」の過剰診断、それに基づく過剰投薬への違和感であり、特性ゆえの生きづらさと、それを解消するという名目の薬物療法とのはざまで、医師が苦しんでいる正直な姿だろう。ともかく、このように現在発達障害の診療現場では混乱を極めているにもかかわらず、日本では発達障害と診断できるのは医師に限られている。ということは、杉山さんも経験したように、一度は医療につながり、医師の診断を仰ぐ必要があるということだ。そうしなければ(診断書がなければ)、発達障害におけるいかなるサービスも受けることができない。

しかし、そもそも発達障害は精神医療によって「治療」されるべき障害なのだろうか。精神医学はどこまで発達障害をわかっているのだろうか。

そのことについて、ある精神科医が私のフェイスブックの発達障害関連の記事に対して次のようなコメントを入れている。

「(現在の精神医療は)統合失調症やうつ病の治療ですら問題だらけなわけで、発達障害診療にうまい解決など、あり得ない。問題は現在の精神医学の水準が、そこまで発達してはいないということである。

教育や訓練を受けた医師や臨床心理士が増えていくのを待つ以外には、できるだけ薬物を使わずに認知行動療法で診ていって、症状にあわせて薬物にも挑戦していく、というしかないのではないか?」

次章では、そのことを掘り下げて考えてみたい。

第二章　発達障害の薬物療法とは？

この本の大きなテーマの一つが、発達障害に薬物療法は有効なのか？　ということである。

そもそも発達障害そのものは薬で「治る」ものではない。発達障害で問題となるのは、それぞれの発達障害特有の「特性」があり、そのことで生きにくさ等を感じてそれが「障害」となることだが、その「特性」は薬物治療できるものではない。

しかし、前章で杉山さんもいっていたように、母親の中には発達障害についての正しい情報もないまま、「薬で治る」と考えて、あるいはどこかでそうした情報を仕入れて、投薬を選択する人も意外に多いのである。

発達障害の薬物療法というのは、あくまで他の精神疾患同様、症状をコントロールするためのものである。そして、そうした症状コントロールのための薬物療法には大きく分けて3つの方向性が考えられる。

まず、発達障害の特性そのものをコントロールする目的で薬物を投与する場合。それと、発達障害の特性ゆえ、さまざまな精神的不調を抱える二次障害に対する投薬。さらには発達障害に併存する精神疾患に対する薬物療法である。

ＡＤＨＤの薬物療法

ＡＤＨＤの薬として現在日本で承認されているのはコンサータ（一般名メチルフェニデート塩酸塩徐放剤・ヤンセンファーマ（株））とストラテラ（一般名アトモキセチン塩酸塩・イーライリリー（株））の二種類である。コンサータは２００７年に、ストラテラは２００９年に、６歳未満〜18歳未満の子どもに対して使用が認可されている。

それまでＡＤＨＤに対してはリタリン（一般名メチルフェニデート塩酸塩）が使われていたが、この使用はじつは適応外処方であった。つまり、日本においてリタリンがＡＤＨＤ薬として認められたことは一度もないまま、子どもにも大人にも処方されていたのである。

そのリタリンが２００７年、乱用や医師による違法処方という事件を受け、ナルコレプシーという重度の睡眠障害以外、処方が制限されるようになった。子どものＡＤＨＤにはメチルフェニデートという同じ成分のコンサータが用意されていたが、18歳以上の大人は一時期ＡＤＨＤ薬を失うことになった。このことは当時ちょっとした騒動になったが、それでも5年後の２０１２年にストラテラが、２０１３年にはコンサータがそれぞれ大人のＡＤＨＤにも使えるようになったという経緯がある。

では、この2つの薬がＡＤＨＤ薬としてどのように働くとされているのか考えてみたい。「されている」と私が書くのは、こうした薬の効き方の説明はあくまで「仮説」に過ぎないからである。

それは、抗うつ薬がうつ病にどのように働くのかを説明する際しばしば登場してきた「モノアミン仮説」で説明されている。モノアミンとは脳内にある神経伝達物質の中のセロトニン、ドーパミン、ノルアドレナリンを指し、モノアミン仮説とは、これら神経伝達物質の不均衡がその病気（障害）の原因であると仮説する考え方だ。

たとえば、うつ病には「セロトニン仮説」といわれるものがある。脳内のセロトニンの濃度が下がっているためにうつ病になるという理由から、抗うつ薬はセロトニンの再取り込みを阻害することによって濃度を高める、したがってうつ病に効果があるという「仮説」である。

これと同様、ＡＤＨＤは脳内のドーパミンやノルアドレナリンの量が減っているために起きる症状という仮説から、コンサータはドーパミンの再取り込みを阻害し、ストラテラはノルアドレナリンの再取り込みを阻害することによって、脳内のドーパミン、ノルアドレナリンの濃度を高めることで、ＡＤＨＤの注意欠陥多動という症状を抑えることができるという理屈なのだ。

現在、ネット上にはこの2つの薬を飲んで、いかに自分（あるいは自分の子ども）の「注意欠陥多動」的症状が改善されたか、切々と説くブログが数多く見受けられる。穿った見方をすれば、背後に製薬会社の存在さえ疑いたくなるほどの「コンサータ・ラブ」「ストラテラ・ラブ」といった趣の内容で、たとえばこんな様子なのだ（注・実際のブログからポイントを書き出してみる）。

「コンサータというお薬を飲み始めて一年が過ぎました。この一年で変わったことは、物事を最後まで考えられるようになったことです。

これまでは、考えている途中に、次々といろいろなことが頭の中に出てきて、考えがまとまりませんでした。でも、コンサータを飲み始めてから、考え始めたら最後まで集中して考えることができるようになりました。

そうなると、『話ができる』ようにもなりました。『話ができる』というと、変な表現ですが、これまでは物事を説明しようとすると、どうでもいい細かい情報まで伝えようとして肝心のことが伝わらなくなるという感じでした。自分の言いたいことを相手に伝えるのがすごく苦手だった。

でも、コンサータを飲むようになってからは、順序立てて言葉をスラスラと並べることができるようになったんです。

話もできるようになりましたが、それと同時に、人の話も聞けるようになりました」


「人の話が聞ける」というのは、発達障害の一つの特性としてよくいわれる「聴覚過敏」が関係している。聴覚が過敏であるため、遠くの音も近くの音も同じくらいの大きさで聞こえてしまう。そのため、さまざまな「音」の中から必要な情報を聞き分けることが困難になる。したがって、学校やレストランなどざわざわした場所では、すぐ近くにいる人の話でも聞き取ることができにくくなる。そうなると、人が大勢いるところに行くとパニックを起こしたり苦痛が大きいので、外出を回避するようになる。しかし、コンサータを飲むと、音を聞き分けることができるようになり、人の話が聞けるようになり、ストレスも少なくなると、この人は言っているのである。

また、この人の場合、子どもの頃から、いつも眠気、倦怠感を感じていたが、コンサータによってそれもなくなったという。

「コンサータを飲むと、濃いコーヒーを飲んだときのような、目の覚める感覚があります」

と書いている。

「さらに、これまでは部屋がいつも乱雑だったのが、片付いた。乱雑というより、以前は散らかっていることに気づけなかったのです。見え方の違いだろうと思います。前は見るものがすべて平面的にしか見えず、床に物が落ちていても見えているのに見えていない感じでした。

でも、コンサータを飲むと、床に落ちているものがいきなり目に飛び込んでくるようです。ゴミが見えるようになった。だから拾って、片づくようになった」


次にストラテラの効果についてのブログを紹介する。

「まず、意欲が湧かないことに簡単に取り組めるようになりました。特に「家事」。食後の洗い物。洗濯、ゴミ出し。こういったことを億劫に感じず、どんどん片づけられるようになった。それと、集中力が続いて本を長時間読めるようになりました。気が散ることなく集中力は格段にアップしました。

また、衝動的な行動が少なくなった。思いついたら行動しないと気が済まなかったが、今はその前に少し『考える』ことができるようになりました。買いたいものがあっても、一日くらいは考えて、どうしても必要と思ったら買う、そうでなければ買わない、という行動ができるようになりました」


このほかにもこうした薬によって自分がいかに変化したかを訴えるブログは多数ある。

また、子どもに薬を飲ませている親のブログには以下のようなものがある。

「いつも私が息子に言っている『夜寝る前にやること』は、明日の学校の準備、歯磨きのたったの2つ。でも、夜、コンサータの効果が切れた状態〔コンサータは徐放剤といわれるタイプの薬で、効き目はおよそ12時間。朝飲めば夜には切れている〕ではそれをやるだけで2時間かかります。放っておけば、途中であちこちに興味や関心が飛び散り、何をやるべきなのかさえ忘れてしまう。自力で思い出すこともめったにないので、歯磨きもせずその場に寝てしまうまで、興味のあることだけをやり続けます。

そんな状態ですから、薬を飲まなければ、1日中、ほとんどの『課題』ができなくなります。やらなければならないことが一つも片付かず、本人もいつも叱られてばかり。今の状態では薬の手助けなく暮らしていくのは困難が大きすぎます。そして、薬を飲むことでできることが増え、自己肯定感も高まっていく……」

子どもに薬を飲ませる親の理由としてこの「自己肯定感」を挙げる人は多い。

発達障害の子どもたちはその特性ゆえ、大人から注意や叱咤される回数がどうしても多くなる。障害のない子どもが1回でわかることが、何回も教えないと理解できなかったり、教えてもまた同じ失敗を繰り返したり。そのたびに周囲からは「なぜできないのか」「ふざけているのか」といった反応を示されがちだ。

このような状況が続くと、子どもとしては叱責を受けるたびに「うるさいなー」と感じて反抗的な態度に出たり、あるいは「自分はダメな人間だ」と自己評価がひどく下がってしまったりする。結果、うつ状態、ひきこもり、不登校、学業不振、非行、暴力、行為障害（万引きや、エスカレートすると人や動物を傷つけたり）。大人の場合だと、アルコール依存や薬物乱用に陥ることもある。

そうした「二次障害」を引き起こさないためにも、薬によって行動をコントロールすることは大きな意味がある、という理由のもと服薬を肯定的に考えているのである。

その他、ＡＤＨＤに対する薬物療法として、クロニジンという降圧剤（本来、高血圧の人に処方される）を使って多動・衝動性を軽減させようとする方法もある。この薬は中枢神経に働き、精神科では時に使用されることのある薬である。『よくわかる発達障害　第２版』（ミネルヴァ書房、２０１０年）によると、「興奮しやすさが速やかに改善される点では中枢神経刺激薬（たとえばコンサータ。中枢神経に作用し、その機能を活発化させる薬）と遜色がありません」とまで書かれている（筆者は鍋谷まこと氏）。しかし、「突然中止すると、高血圧、頻脈、胸痛、不整脈、不安、頭痛などを起こすので注意が必要です」とある。

降圧剤であるから、使用の中止は反跳現象（薬で抑えていた症状が、服薬中止後、以前より強く現われること）として当然高血圧ということになるが、この薬の使用目的はあくまでも「血圧を下げるため」であり、興奮を抑えるためという薬の使い方は、明らかに添付文書（製薬会社が作成した薬の説明書）で使用が認められていない「適応外処方」に相当する。

ちなみに、日本でのＡＤＨＤ（ＡＤＨＤのみで、併存障害のない場合で、６歳～18歳未満）薬物療法の第一選択薬は抗ＡＤＨＤ薬であるコンサータかストラテラの単剤処方であり、これらの薬を最大用量まで増やしても無効ないし不十分の場合には、コンサータならストラテラに、ストラテラならコンサータにチェンジすることになっている。それでも効果がなければ、①薬物療法の中止を検討し、その結果で、中止決定、あるいは、抗ＡＤＨＤ薬の併用（コンサータとストラテラ）というアルゴリズム（治療の手順）が作られている。

しかし、コンサータとストラテラの併用は、それぞれの薬の添付文書に「併用注意」の薬として挙げられている。コンサータ（ストラテラ）の場合、ストラテラ（コンサータ）との併用は「本剤の作用が増強する恐れがあるため、注意して投与すること」とあるのだ。

しかも、齊藤万比古氏（児童精神科医）はこの「コンサータとストラテラの併用療法の有効性・有用性を証明するに足るコントロールされた研究資料は現在のところない」と「ＡＤＨＤ治療のアルゴリズム」（『精神科治療学』２０１０年7月、ｖｏｌ．25、№７）のなかで書いているのである。

確かなエビデンスもなく、併用注意の薬が、アルゴリズムのなかに「併用療法」として組み込まれているのは、驚きである。

さらに、前述①でコンサータとストラテラを併用しても、なお効果が無効ないし不十分の場合には、治療の手順として、②抗ＡＤＨＤ薬と感情調整薬（たとえば抗うつ薬等）との併用、あるいは③（13歳以上なら）抗精神病薬の単剤処方、④あるいは抗ＡＤＨＤ薬と抗精神病薬との併用となっている。

しかし、そうした薬物療法を行ってもなお無効だった場合、結局、患者は②〜④の薬物療法を行ったり来たりすることになり、その間に前述の降圧剤等の薬物も検討され、そうこうしているうちに薬の副作用によってさまざまな症状が現れて、今度はそれに対する薬物療法がさらに加えられる、ということになっていく。それが精神医療の現状であり、発達障害だからといって、それが改善されるとはとても思えないのは、「併用療法」の取り扱いを見ても容易に想像できることだ。

自閉スペクトラム症の薬物療法

自閉スペクトラム症の本質的な症状というのは前述の通り、①社会性の障害（対人関係の障害）、②コミュニケーション能力の障害、③想像力の障害——「三つ組の障害」といわれるものである。

自閉スペクトラム症の人は、他者の表情を読んだり、仕草や態度などの非言語の動きや変化に気づき、それに沿った対応をすることが苦手である。たとえば「寒くない？」という問いかけは「窓を閉めて」という要望である場合もあるが、そうした通常無意識下で自動的に行われる社会性の認知がうまくできなかったり、自分の置かれた環境への理解が困難なことが多い。また、想像力の障害から、見通しを立てるのが苦手で、近い未来に起こることの予想が立ちにくいという特徴がある。

このような状態なので自閉スペクトラム症の人たちは不安感が強く、こうしたことがストレスとなって、常に精神的緊張状態に置かれているといわれている。結果、些細なきっかけでキレやすく、さらに、簡単な言葉で自分の意思を説明することが苦手であることから、イライラ感なども起きやすい。

したがって、薬物を使う目的は、まず不安の軽減ということになる。不安が少しでも軽くなると、突発的で爆発的な行動上の問題が少なくなる、という考えからだ。また、ネガティブな体験でなく、ポジティブな体験を重ねることにより、被害的な感情と自己防衛反応から攻撃的になることが阻止され、自信と共に気持ちの余裕ができ、人の意見を受け入れやすく受容的となる——ことを期待して、医師は薬の服用を勧めてくるようである。

また、自閉症では睡眠、覚せいのリズムが不安定になりやすいといわれている。睡眠障害は情緒や行動面の発達に悪影響を及ぼすので、薬物を使ってでも睡眠のリズムを整えたほうがよいと考える医師は多い。

二次障害に対する投薬

発達障害といわれる人たちが発達障害特有の症状ゆえに生じさせてしまう対人摩擦等によって結果的に抱えることになる精神的な症状――イライラや攻撃性、衝動性、自傷、あるいは落ち込み、うつや不安、不眠や食欲低下など、発達障害の二次障害に対して投薬が行われるケースが非常に多い。

発達障害の二次障害は親としてはぜひとも避けたい事態であり、したがってその症状を出させないためにも、「まずは薬によって特性(行動)をコントロールしたほうがいい」という医師からの提案も出てくるわけである。

二次障害には精神疾患もあるので、抗うつ薬や抗不安薬、睡眠薬、気分安定薬、抗精神病薬など、あらゆる薬が、その症状に応じて使われる。

たとえば、抗うつ薬のＳＳＲＩは、多動や衝動性、強迫症状、感情の不安定さ、ひきこもり、抑うつ、怒り、攻撃性、常同反復行動等に処方され、抗精神病薬のリスペリドンは感覚過敏、強迫症状、自傷、攻撃性、幻想、幻覚、常同反復行動などに使われる。その他にも、抗てんかん薬(気分安定薬として)のカルバマゼピンやバルブロ酸ナトリウム、三環系抗うつ薬、睡眠薬などが使われている。

要するに、出ている症状によって、それを抑えるための向精神薬が、子どもといえども大人同様に使用されているということだ。

子どもへの向精神薬処方、急増という現実

しかし、子どもに処方される数多くの向精神薬のうち、コンサータとストラテラとオーラップという抗精神病薬（これは現在ほとんど使われなくなっている）以外の薬は、じつは子どもを対象とした治験が行われていないのだ。後述するようにこれらに加えてリスペリドン（リスパダール）とアリピプラゾール（エビリファイ）がつい最近子どもへの適応が追加承認されたが、それ以外の薬は、子どもへの投薬において「安全性が確立していない」のである。

それぞれの薬の添付文書を見ると、どの添付文書にも「小児等への投与」という項目があり、次のような注意書きがある。

低出生体重児、新生児、乳児、幼児又は小児に対する安全性は確立していない（使用経験がない）。

添付文書は製薬会社が作るものであり、要は、その薬について製薬会社は子どもを対象とした治験を行っていないということである。

抗うつ薬のＳＳＲＩにしろ、三環系抗うつ薬にしろ、カルバマゼピンやバルブロ酸ナトリウム（デパケン等）、睡眠薬にしろ、子どもへの処方は「適応外処方」といわれる処方の仕方に該当する。適

応外処方とは、承認されていない効能・効果、あるいは、用法・用量で使用することをいうが、それは保険適用されないため、原則として自費診療となる。しかし、実際には処方に関して「医師の裁量権」を大きく認め、また海外の動向など条件によっては保険適用が認められる場合も多々あるようである。

つまり、現在のところ、子どもの発達障害への投薬は、治験の行われていない、安全かどうかも定かではない薬が、その症状に対して処方してもよいと認められることなく、「医師の判断」のみによって、処方されているということだ。

しかも、そうした子どもへの処方量はここ数年で２倍前後に膨れ上がっているということが、２０１５年厚生労働省の調査によって明らかになった。

２０１５年３月７日の『読売新聞』には「向精神薬、子どもに処方増加」として、２００２年～２００４年と２００８年～２０１０年の処方の経年推移を、年齢別に次のような数字をあげている。

	6～12歳	13～18歳
抗精神病薬	１・５８倍	１・４３倍
抗うつ薬	１・０４倍	１・３７倍
ＡＤＨＤ治療薬	１・８４倍	２・４９倍
抗不安薬・睡眠薬	０・６７倍	１・１１倍

ほとんどの向精神薬で処方件数が増えていることがわかるが、特に目立つのはＡＤＨＤ薬の伸び率である。もっともこれは、02～04年にはＡＤＨＤ薬はリタリンしかなかったはずで、コンサータが２００７年、ストラテラが２００９年、それぞれ認可されているので、08～10年の跳ね上がりは当然といえばいえるかもしれない。そして、現時点で統計を取れば、この伸び率はさらに上がっていると思われる。ＡＤＨＤとして受診する子どもの数、診断する医師の数が、２０１０年以降増えているの

は、前述のとおりであるからだ。

さらに、記事によると、日本における未成年の精神疾患による受診者数は２００２年の約９万５０００人から、２００８年には約14万８０００人まで増加した。また、処方実態も明らかにされ、子どもへの処方においても日本の精神医療の特徴である多剤処方が指摘されている。多剤処方とは、種類の異なる向精神薬を併用して処方することをさすが、たとえば13～18歳で抗精神病薬と抗不安薬・睡眠薬が併用されていたのは53％、抗うつ薬と抗不安薬・睡眠薬の併用は58％で、これは欧米での併用率、６～19％という数字と比べると、いかに日本が多剤併用の処方が多いかを浮き彫りにしたかたちだ。

しかも、併用して使われる薬のほとんどが子どもを対象に治験が行われず、適応外による処方であることは既述した。ということは、子どもへの向精神薬投与は今のところいかなるエビデンスもないまま行われ、さらに処方件数も増え続けているということになる。

この傾向は「児童思春期外来」をうたう施設の急増というかたちとしても現われている。厚労省の調査によると、２００１年ではわずか５２３施設だったものが、２００９年にはなんと１７４６施設、８年間で３倍以上に増えているのだ。

コンサータ、ストラテラってどんな薬？

処方が増加し続けるＡＤＨＤ薬。コンサータやストラテラとはどのような薬なのだろうか。

今では薬について調べようと思えば、ネットによって添付文書を一般の人でも見ることができる。

たとえば、ＰＭＤＡ（独立行政法人　医薬品医療機器総合機構）がネット上に公開している検索のページ「医療用医薬品の添付文書情報」がある（http://www.info.pmda.go.jp/psearch/html/menu_tenpu_base.html）。

この検索欄に知りたい薬の商品名、あるいは一般名を記入すれば、その薬を販売する製薬会社が作った薬の添付文書を見ることができるのだ。

そこでまず、コンサータ錠（メチルフェニデート塩酸塩）の添付文書から気になる部分を取り上げてみる（http://www.info.pmda.go.jp/go/pack/1179009G1022_1_11/）。

発売元はヤンセンファーマ株式会社で、２００８年発売。錠剤には、18㎎、27㎎、36㎎の３種類があり、体重を勘案して漸増していく。

このコンサータの添付文書を見てまず目を引くのは、赤字による「警告」があることだ。

「警告　本剤の投与は、注意欠陥／多動性障害（ＡＤ／ＨＤ）の診断、治療に精通し、薬物依存を含む本剤のリスク等についても十分に管理できる医師・医療機関・管理薬剤師のいる薬局のもとでのみ行うとともに、それら薬局においては、調剤前に当該医師・医療機関を確認した上で調剤を行うこと」

つまり、この薬は発売元のヤンセンファーマ社が管理するリストに記載のある医師、医療機関、薬局でしか扱うことができないということだ。

また、添付文書に掲げられている「副作用」には次のような記述がある。

〈小児ＡＤ／ＨＤ承認時〉

ＡＤＨＤ患児を対象として国内で実施した第Ⅱ相試験、第Ⅲ相試験及び長期投与試験の総症例

２１６例中、副作用（臨床検査値異常を含む）は１７４例（80・６％）に認められた。その主なものは、食欲減退91例（42・１％）、不眠症40例（18・５％）、体重減少26例（12・０％）、頭痛18例（８・３％）、腹痛12例（５・６％）、悪心12例（５・６％）、チック11例（５・１％）、発熱11例（５・１％）であった。

〈成人ＡＤＨＤ承認時〉

成人ＡＤＨＤ患者を対象として国内で実施した第Ⅲ相試験及び長期投与試験の総症例２７２例中、副作用（臨床検査値異常を含む）は２０９例（76・８％）に認められた。その主なものは、食欲減退１０８例（39・７％）、動悸59例（21・７％）、体重減少54例（19・９％）、不眠症49例（18・０％）、悪心45例（16・５％）、口渇40例（14・７％）、頭痛29例（10・７％）であった。

コンサータの成分である「メチルフェニデート」は、かつて子どもの注意欠陥や多動、大人のうつ病等に処方されていた「リタリン」と同じ成分である。リタリンが作用時間が短く依存が形成されやすいので「危険」として、同じ成分ながらコンサータは徐放剤（徐放剤とは、徐々に溶けていくため、血中濃度が一気に上がらず依存を起こしにくいとされている）となった。コンサータは朝飲むと一般的にほぼ12時間効果が持続する。しかし、作用時間の長い薬は長時間体内にとどまるため、短期作用型の薬以上に効果が高まるともいわれるのだ。

体重減少を心配した親の例は前述したが、体重と身長の抑制については添付文書にも明記されている。もちろんこの他にも多くの副作用が列挙されているが、なんといっても驚くのは、副作用の発現率が小児の場合80％以上もあるということだろう。

また、6歳未満の幼児に対する安全性は確立していない、という表記もある。つまり、6歳未満の患者を対象とした試験は、実施されていないということだ。

さらに薬がどのようなメカニズムで生体に作用するかを説明する「作用機序」という欄にも興味深いことが書いてある。

「メチルフェニデートは、ドパミン及びノルアドレナリントランスポーターに結合し再取り込みを抑制することにより、シナプス間隙に存在するドパミン及びノルアドレナリンを増加させて神経系の機能を亢進するものと考えられているが、AD／HDの治療効果における詳細な作用機序は十分に解明されていない」

この薬がなぜADHDに効果があるのか、その理由ははっきりわかっていないということだ。

さらに、ストラテラ（アトモキセチン塩酸塩）の添付文書を見てみよう（http://www.info.pmda.go.jp/go/pack/1179050M1023_1_15/）。

発売元は日本イーライリリー株式会社で、2009年発売。カプセル5、10、25、40mgがある。

この薬は「選択的ノルアドレナリン再取り込み阻害剤」といわれるもので、『薬のチェックは命のチェック50』（医薬ビジランスセンター、2013年）の編者・浜六郎氏によると、当初は抗うつ薬として開発されていたのだが、抗うつ効果がパッとしなかったためADHD薬として方向転換された薬である。

この添付文書にも副作用発現状況として以下のようにある。

「小児を対象とした国内臨床試験における安全性評価対象例278例中209例（75・2％）に副作用が報告され、主なものは頭痛（22・3％）、食欲減退（18・3％）、傾眠（14・0％）、腹痛（12・2％）、悪心（9・7％）であった」

「日本人及びアジア人の成人を対象とした臨床試験における安全性評価対象例392例（日本人患者278例を含む）中315例（80・4％）に副作用が報告され、主なものは悪心（46・9％）、食欲減退（20・9％）、傾眠（16・6％）、口渇（13・8％）、頭痛（10・5％）であった。（成人適応追加時）」

副作用発現率の高さはコンサータと同様である。さらにこの薬には重篤な副作用として、肝障害、アナフィラキシー（急性のアレルギー）があげられている。また、抗うつ薬の特徴的な副作用の一つである自殺念慮については、このストラテラも同様で、攻撃性増大（攻撃性が自分に向かえば自殺となる）という傾向も見られる。

これに関して、英国や米国、カナダ、オーストラリアではいくつかの対策が取られてきた。たとえば、2005年、英国ではストラテラを含む抗うつ薬が自殺や攻撃性、敵意、怒りを引き起こすとして強い警告を発している。また、米国でも、同様の危険性が増大するとして、添付文書の「枠組み警告」を追加するよう発売元のイーライリリー社に指示している。さらに肝障害を引き起こす危険性についての警告や、突然死を含む心臓のトラブルに関する警告などもある。これらはすでに日本で発売される以前の出来事であるが、発売に際してそうした事実が知らされることはなく、今もなお知らされることがないのが現実だ。

そして、コンサータ同様ストラテラも、6歳未満の幼児に対する有効性及び安全性は確立していない。また、「作用機序」についても同様の記述がある。

「臨床における有用性には神経終末のノルアドレナリントランスポーターに対する選択的阻害作用が関与していることが可能性としては考えられるものの、明確な機序は不明である」

なぜストラテラがＡＤＨＤの薬として成立するのか、はっきりわかっていないということだ。

適応追加承認されたリスパダール、エビリファイ

子どもの発達障害のさまざまな症状によく使われるのが、リスパダールとエビリファイという抗精神病薬である。リスパダールは２００６年、エビリファイは２００９年に、米国食品医薬品局（ＦＤＡ）によって自閉症児による易刺激性（刺激に対して反応しやすい状態）の治療への効能が追加承認されている。

しかし、日本ではずっと適応外の扱いだった。それがここにきて、この二つの薬が相次いで「小児期の自閉スペクトラム症に伴う易刺激性の適応追加承認取得」がなされたのだ。（２０１６年２月にリスパダールが、２０１６年９月にエビリファイが取得した）。つまり、これまでは適応外処方として医師にも多少の「縛り」があったが、今後この二つの抗精神病薬は自閉症児に合法的に処方できることになったというわけである。

リスパダールを製造販売するヤンセンファーマのホームページには、適応追加承認取得について以下のような記述がある。

「自閉スペクトラム症は、中核症状とされる①社会的コミュニケーション及び、対人相互反応における持続的な欠陥、②行動、興味および活動の限定された反復的な様式を基準に診断されます。自閉スペクトラム症には中核症状以外にも易刺激性などの周辺症状があり、易刺激性の具体的な症状として自傷行為や攻撃性などが挙げられます」

リスパダールはもともと統合失調症の薬だが、ネットの「おくすり110番」の情報によると、リスパダールの効能として以下の記述がある。

「気持ちの高ぶりや不安感をしずめるほか、停滞した心身の活動を改善する作用があります。そのような作用から、統合失調症にかぎらず、強い不安感や緊張感、抑うつ、そう状態などいろいろな精神症状に応用することがあります」

こうした効能から自閉症スペクトラムへも適応されるようになったものと思われる。

また、エビリファイについても「おくすり110番」ではまったく同じ表記がなされている。エビリファイも元々は統合失調症の薬(抗精神病薬)としての効能しかなかったが、その後、双極性障害が話題になると、「双極性障害における躁の改善」、さらに「うつ病・うつ状態」にも適応が拡大され、今回の「小児自閉症の易刺激性」は、なんと4つめの適応である。一つの薬で4つの症状に効果がある……まことに「便利な」薬というわけだ。

親から見た薬の絶大なる効果

では、こうした発達障害に処方される薬を親たちはどのように受け止めているのだろうか。主に母親が発信するブログに書かれている意見は、ほとんどが「好意的」である。副作用をとり上げて薬物療法への疑問を投げかけるものはほとんど存在しない。服薬を迷っている親がネットで検索をして、こうした意見を読むことで、薬に対するハードルはかなり低くなるのではないかと思われる。たとえば次のような、自閉スペクトラム症と診断された息子にリスパダールを飲ませている親の意見だ（ポイントのみ紹介する）。

「薬を始める時は、とても悩みました。『子どもに向精神薬を飲ませるなんて、倫理的にいいの？』とか、『脳への影響は大丈夫？』とか、『途中でやめられなくなったらどうしよう』とか、本当にいろいろ悩みました。

でも、一日中イライラしていて、授業も思うように受けられず、お友だちともうまくいかず、家に帰っても楽しめない息子を見ていて、正直、かわいそうでした。

だから、飲むことにしました。

お薬を始めて、およそ4ヶ月ですが、息子はとても変わりました。学校でも、家でも、人の話を聞けるようになり、指示を受け入れることができます。このことで、学校でのトラブルはすごく少なくなりました。

私も息子自身が飲む、飲まないを選択できる日がくるまで、お薬は使っていってもいいのかなと思っています」

さらにこんな意見も。

「息子が初めてコンサータ18㎎を飲んだとき――普段とは別人です。いつもはおしゃべりもあまりしない息子が、マシンガンのようにまくしたて、相手の話を聞かず、しゃべり続けたのです。体の動きもすごくしゃきしゃきしていて、すごい……と思いました。と同時に、少し怖かった」

このような薬の劇的な効果を目の当たりにして、どう感じられただろうか。こんなに効く薬があるのなら、服用して、困った行動をコントロールすればいいではないかと思われた方もいるだろう。あるいは、こうした薬の効果に対して一種の嫌悪感を抱かれた方もいると思う。

確かにこれらの薬、とくにコンサータは効果がはっきりしている。「マシンガンのようにまくしたてた……」とは、あたかも一粒の薬によって別人になれる可能性さえ感じさせる。

しかし、これほど劇的な変化をもたらす薬であるから、したがって切れたときの感じも、効果と同様劇的である。というより劇的に元に戻るということだ。

コンサータ（メチルフェニデート）は脳内のドーパミンを増やすことで脳を覚醒させる。その意味では、「覚せい剤」といえる。前出（52頁）の浜六郎氏も同書の中で「化学構造も作用の仕方も、メチルフェニデートはアンフェタミンとほとんど同じで、覚せい剤そのものです」と書いている。一応向精神薬の分類としては「中枢神経刺激薬」と呼ばれているが、脳を覚醒させる薬であるから、ＡＤＨＤ

的な症状を持っていない人が飲んでも、当然集中力は高まる。

たとえば、試験勉強のために、原稿の締め切りを守るために、能力以上のことをやろうと思ったとき、こうした薬は期待に応えてくれるかもしれない。しかし、それはスポーツで禁じられているドーピングと同じことになるだろう。

ＡＤＨＤという診断があるから、この薬を飲んで、ようやく「健常者」と同じスタートラインに立てるという考え方がある。視力の弱い人が眼鏡をかけるのと同じだという主張もよく耳にする。あるいは足の不自由な人が車いすを使うのと同じことだ、と。

しかし、残念ながら薬には副作用がある。眼鏡や車いすと同列に語ることはやはり不可能なのだ。

有効率80～90％⁉

確かに、これまで見てきたように、コンサータやストラテラの効き方は劇的で、変化が見た目に現れるため、「すごく効果のある薬」という印象を与える。実際、発達障害の薬物療法について書籍やネットで調べる限り、薬の「効果」を前面に出しているものがほとんどだ。

たとえば、前出『よくわかる発達障害』（ミネルヴァ書房）では、メチルフェニデート（コンサータ）の有効率は70～80％、アトモキセチン（ストラテラ）は60～70％としている。ちなみに、この『よくわかる発達障害』は大学の教育学部で教科書として使われている書籍だ。

また、『データで読み解く発達障害』（中山書店、２０１６年）では、「（コンサータ、ストラテラ）いずれの薬物も有効評価は80～90％に及ぶ」とさらにその有効率が上がっている。

それにしても90％の有効率というのは何をもって「有効」としているのか、少々疑問の残る数字である。精神科医の中にも、こうした有効率に疑問を呈する人もいる。ある精神科医は、私にメールで次のようなことを伝えてくれた。

「（『データで読み解く発達障害』の）45ページにコンサータもストラテラもＡＤＨＤの80～90％に有効であると書いてある。ＭＲさん〔製薬会社の営業マンで、薬について医師に情報提供をする者〕からですらそんなすごい効果は聞いていないし、BJPsychの今年3月号に、昨年出たテキスト（『Attention-Deficit Hyperactivity Disorder in Adults and Children』）のBook reviewがあって、その中にどちらの薬も50％に無効であるばかりか、重大な副作用があるという論文があると紹介されている。どっちが正しいのかは僕には明らかだと思う。〔この本では〕他の疾患も派手に診断や治療効果を書き並べている。これが日本の発達障害臨床の現状だろう」

後述するように海外の研究では、ＡＤＨＤ薬における「否定的な見解」が数多く発表されているが、残念ながらそれが日本で紹介されることはほとんどない。多くの日本人はＡＤＨＤ薬の効果のみ知らされ、したがってＡＤＨＤは薬物療法が第一であると思いこまされている。そういっても過言ではない、あまりに偏った情報が喧伝されているのだ。

しかし、ＡＤＨＤの治療について、アルゴリズム（治療の流れ）では薬物療法が第一ではないのである。２０１６年に刊行された最新の『注意欠如・多動症――ＡＤＨＤ――の診断・治療ガイドラン』（じほう）では、ＡＤＨＤの確定診断後まず行われるべきは、環境調整とＳＳＴ（ソーシャルスキルトレーニング＝社会生活技能訓練」）やペアレント・トレーニング、学校との連携などといった心理社会的な支援を優先することになっている。それによって十分な効果が望めない場合に薬物療法を追加すべきという姿勢なのだ。それは、ＡＤＨＤの重症度（軽度・中等度・重度）の「重度」の場合であっても同様である。

しかし、こうしたことがあくまで「理想論」であることは精神科医自身も認めることで、既出の『精神科治療学』の中の「ＡＤＨＤ治療のアルゴリズム」という論文の中に（筆者は齊藤万比古氏と永田真由氏）次のようなくだりがある。

「問題は、ＡＤＨＤに有効とされる心理社会的な支援技法（ペアレント・トレーニングやＳＳＴなど）がわが国では未だ十分に普及しておらず、これらの支援を優先しようにも実際には受けることができない場合が多いという点にある」

だとしたら、いったい何のためのアルゴリズムなのか。この文章は、実際の臨床では薬物療法がほぼ第一選択となっている――ＡＤＨＤと診断されるや薬物療法が行われる――ということを物語っているに等しい。

製薬会社のＡＤＨＤキャンペーン

たとえば、ネットの検索エンジンに「ＡＤＨＤ」という言葉を入れて検索してみると、必ずといっていいように最初に出てくるのはＡＤＨＤを「啓発」する製薬会社のホームページである。「子どものＡＤＨＤ、正しい理解を」、「ＡＤＨＤとは？　どんな症状なの？　大人のためのＡＤＨＤ情報サイト」「ADHD症状チェックリスト」等々。

これは私には、十数年前に製薬会社によって繰り広げられた「うつ病キャンペーン」を彷彿とさせる。キャンペーンとは、まず病気の存在をアピールし、その病気が「決して珍しいものではない」という雰囲気を作り出す。しかし、大丈夫、こういう解決策があり(当然薬物療法も含む)、治療をするとどうなるか? が示される。さらにその病気に関する「読本」があり、Q&Aがあり、自分がその病気かどうかを調べることのできる「チェックリスト」があり、どの病院に行けば治療が受けられるかを調べる「病院検索」がある。

手法としてかつての「うつ病キャンペーン」が繰り広げたやり方そのままなのだ。

うつ病キャンペーンとは、1999年、日本において新規の抗うつ薬、SSRI(セロトニン再取り込み阻害剤)が欧米に遅れること10年で発売されることになり、「病気の啓蒙」という名の「薬の販促」キャンペーンが張られ、その際使われたのが、ご記憶の方も多いと思うが、「うつは心の風邪」というキャッチフレーズである。

うつ病キャンペーンで最も活発に動いたのはSSRIのパキシル(パロキセチン)を製造販売するグラクソ・スミス・クライン(GSK)である。うつ病の「セロトニン仮説」を全面に押し出してうつ病の啓蒙活動を行ったのもGSKであり、厚生労働省の医薬食品局の調べでは、2008年4月から2009年3月までの1年間に、日本でSSRIを服用した人は263万人、そのうちパキシルが123万人と約半数に上っている。その他、デプロメール(ルボックス)が82万人、ジェイゾロフトが58万人だ。当然のことながら抗うつ薬の売り上げもうなぎ上りとなった。

発売当初、ＳＳＲＩの有効率は70％とする精神科医もいたが（『うつ病をなおす』〈講談社現代新書、２００４年〉の中で野村総一郎氏はそう書いている）、２００８年に英国のハル大学の心理学者アービング・カーシュが行った試験において、「軽度・中度のうつ病患者に抗うつ薬は不要」という結論が出されるに至った。カーシュは、製薬会社が隠し続けた全体の40％にも及ぶ都合の悪い臨床試験、つまり抗うつ薬を服用するメリットがはっきりしない研究結果を、アメリカの情報公開法によって入手し、それを改めて解析したのである。その結果を著書『抗うつ薬は本当に効くのか』（エクスナレッジ、２０１０年）にまとめ、その中でカーシュは抗うつ薬について次のように簡潔に表現している。

「抗うつ薬は効果の点ではプラシーボ（偽薬）と大差なく、明確な治療効果はほとんどないが、重大な副作用はある」

抗うつ薬が実際に有用と証明されたのは、患者のうちのごく一部のグループ、13％ほどの重篤なうつ病患者に限られた。

結局、日本でもこうした流れを無視することはできず、２０１２年、日本うつ病学会はうつ病の治療ガイドラインを見直し、「軽症うつ病」に対しては薬物療法を優先しないという見解を示したが、使用の判断はあくまで医師に任されており、はっきりいって実効性のあるものとはなっていない。

また、18歳以下の子どもへの抗うつ薬投与も「効果なし」（それどころか自殺の危険性は2倍になる）という海外の研究結果を受け、２０１３年、注意喚起を目的に添付文書の書き換えが行われた。

このように当初は有効率70％とまでいわれたＳＳＲＩだが、時の流れとともに風向きが変わってきた。

現在ＡＤＨＤ薬として使われているコンサータ、ストラテラの有効率が60～90％という高い数字になっているのも、私には当初いわれた抗うつ薬の有効率に似ている気がしてならない。

数年後、この数字がどこまで維持されているか……。海外の研究ではすでにその「メッキ」がはげかけている感は否めない。にもかかわらず、ＡＤＨＤ薬の市場規模は拡大を続けている。富士経済医療用医薬品データブックの調べによると、ＡＤＨＤ治療薬の市場規模推移は、２００８年に14億円だったものが年々右肩上がりとなり、２０１２年にはなんと67億円にまで成長している。製薬会社にとっていまやこの種の薬はドル箱なのだ。

次々と開発されるＡＤＨＤ薬

ドル箱ともなれば、次々とＡＤＨＤ薬が開発されるのは、経営という観点からすればむしろ当然のことかもしれない。

日本では現在ＡＤＨＤ薬として承認されているのは、コンサータ（メチルフェニデート）とストラテラ（アトモキセチン）だけであるが、現時点ですでに3つの新薬が治験段階に入っている。

たとえば、アンフェタミンをベースとした薬は日本では今のところ承認されていないが、シオノギ製薬が小児ＡＤＨＤ向けにアンフェタミン系の薬（リスデキサンフェタミンメシル酸塩）を「Ｓ‐８７７４８９」という開発番号で研究を進め、現在治験はフェーズⅢのステージまで進んでいる。フェーズⅢは、治験の最終段階のことで、２００～３０００人の患者を対象に、既存薬やプラセボと比較し、有効性と安全性が検証されれば厚生労働省へ承認申請を行うことになる。

また、小児・大人ADHD用として、同じくシオノギ製薬が「グアンファシン塩酸塩徐放剤（開発番号S‐877503）」を開発中で、小児についてはすでに厚生労働省に「申請中」、大人についてはイ「フェーズⅢ」まで治験が進んでいる（その後、小児についてはインチュニブという商品名で2017年5月に発売となった）。これは非中枢神経刺激薬だが、先行するアメリカでも同じインチュニブという名前で高血圧の薬として使用されている。高血圧の薬がADHD薬として使われるのは、クロニジンと同様である。

もう一つは、大日本住友製薬（株）の米国子会社であるサノビオン社が、米国で開発している「dasotraline《ダソトラリン》」である。この薬は2017年度にまず米国での発売を目指している。この新薬は神経伝達物質のドーパミンおよびノルエピネフリンの再取り込みを阻害して、その濃度を高めることでADHDの症状を抑えようというもので、半減期は47時間から77時間と長く、24時間の投与間隔で持続的な治療効果が得られるとされている。大日本住友製薬としては「年500億円規模の大型薬に育てたい考えである」と2015年8月12の『日本経済新聞』電子版は伝えている。

さらに、この薬の特徴は「依存性」が低いということであるらしい。乱用傾向を評価するための臨床試験を実施し、薬物乱用として問題になったリタリン（メチルフェニデート）と比較して「薬物乱用傾向評価が有意に低い」という臨床結果を出している。

しかし、いつの世でも製薬業界は、前の薬よりこれから出る新薬のほうが依存性がない（少ない）というたい文句で薬を売り込んできた。睡眠薬のバルビツール酸系も最初は「依存性」がないという触れ込みだったが、すぐに馬脚が現れ、次にでたベンゾジアゼピン系の薬物も「依存性のない安全な薬」というのがセールスポイントであったのだ。だがこれもいまやその離脱症状が大きな問題となるほど「依存性」のある薬であることは、向精神薬について少し勉強をすればすぐにわかることである。

ＡＤＨＤ薬についても、そもそもリタリンには依存性はあるが、コンサータには依存性がないという言い方である。そして、今度はメチルフェニデート(コンサータもその成分である)より依存性のない「新薬」登場というわけだ。

睡眠薬など鎮静剤の歴史を振り返っただけでも、この宣伝文句がどこまで信じられるか、甚だ疑わしい気持ちにならざるを得ない。

ゲートウェイドラッグとしての処方薬

日本でも発売間近と思われるアンフェタミンをベースとした薬はアメリカではすでにアデロール、あるいはビバンセという商品名で流通しており、学生のあいだでは「スマートドラッグ」(賢くなる薬)として蔓延し、一部社会問題となっている(http://www.bestmastersprograms.org/smart-drug/)。

右記のウェブサイトによると、アメリカの大学生の7%は処方によらないStimulant《スティミュラント》(アンフェタミン系のアデロールなど中枢神経刺激薬のこと)の服用を経験しており、ケンタッキー大学では10人のうち3人が、Stimulantを使用したと認めている。また、錠剤一つあたり2ドルから5ドルで売買され、4人のうち1人の大学生は、知人からStimulantをくれないかと頼まれたことがあり、大学生のうち30%は、Stimulantをほかの学生に売ったことがある、と現在のアメリカの大学生がいかにこのスマートドラッグにはまっているかを伝えている。

日本でもかつてリタリン（メチルフェニデート）が、その依存性とともに乱用、さらに不正処方が多発して社会問題化したことがあった。結果、リタリンはナルコレプシーという重い睡眠障害以外に処方してはいけないことになり、２００７年、それまで処方されていたＡＤＨＤ（子ども）やうつ病患者が薬を失う事態に発展した。

アメリカではアデロールは２００５年頃、イラク戦争下の現役兵士に多数処方されるという現象が起き、処方件数が10倍に跳ね上がったという歴史がある。

既出ウェブサイトによると、スマートドラッグを服用している者は、ほかの違法薬物を利用している場合が多いという数字を示している。たとえば、マリファナはスマートドラッグ服用者では79・9％、非服用者では27・２％。さらにコカインは28・９％（服用者）、３・６％（非服用者）、安定剤は24・５％（服用者）、３％（非服用者）、鎮痛剤、44・９％（服用者）、８・７％（非服用者）――このような結果が出ている。

つまり、アンフェタミン系の薬は薬物依存のゲートウエイ的な存在になっているということだ。その後、アメリカではこのアンフェタミン系の薬は、処方の上限量が定められ、規制の方向に向かったが、製薬会社はさらなるアンフェタミン系の薬を作り続けている。なぜなら、ＡＤＨＤと診断される人の数が相変わらず増加し続けているからだ。

アメリカ疾病予防管理センターの報告によると、２００７年現在で、アメリカの子ども（４～17歳）のうち９・５％がＡＤＨＤとされ（これは４年前の２割増し）、子ども全体でみると４・８％もの子どもが投薬治療を受けているという。さらに大人のＡＤＨＤも急激に増加し、ＡＤＨＤで投薬治療を受けた成人の患者は１０００人あたり４・０２人という数字（これは５年前の３倍）といわれている。

残念ながら、日本では今のところ、ＡＤＨＤと診断され、薬を処方されている人がどれくらいいるのかきちんとした調査が行われず不明だが、アメリカの状況が少し遅れて日本でも再現されるのは、すでに15年ほど前の抗うつ薬発売時の例を待つまでもない。

その病気への認識が高まった結果、診断される人も増加するという現象はよく起きることである。本当にＡＤＨＤの人が増えているのか、過剰診断が含まれているのは前項で触れたが、いずれにしても診断が下されるということは、実情で薬物療法がほぼ第一選択となっている現在では投薬数も確実に増加傾向にあり、そこに製薬会社が新たなＡＤＨＤ薬を発売する意味も出てくるわけだ。

シオノギ製薬が発売を予定している「リスデキサンフェタミンメシル酸塩」は体内の酵素の働きで「デキストロアンフェタミン」に変換されるが、デキストロアンフェタミンは、日本では覚せい剤取締法で規制されている薬物である。規制されているということはそれなりの理由があるはずだ。メチルフェニデート（リタリン、コンサータ）やこうしたアンフェタミン系の「中枢神経刺激薬」は「幻覚および精神病症状」を引き起こすことはよく知られた事実である。

アメリカではＡＤＨＤとしてこうした中枢神経刺激薬を服用する子どもが爆発的に増え、結果どうなったかといえば、子どもの双極性障害患者の増大である。

中枢神経刺激薬は覚せい症状と気分変調症状の両方を引き起こし、こうした症状が若年性双極性障害の特徴とされる症状によく似ているからだ。かくして、中枢神経刺激薬の副作用によって双極性障害と診断された若者は、今度は双極性障害としての治療を受けることになる。まさに、精神医療と一生の付き合いがこうして始まるというわけだ。

うつ病治療に抗うつ薬を処方された患者の約6割が双極性障害に移行しているという数字をアメリカのジャーナリストのロバート・ウィタカーはあげているが、抗うつ薬として開発されたストラテラで同様のことが起こらない可能性は極めて低い。

つまり、中枢神経刺激薬（コンサータや今後開発されるアンフェタミン系の薬）やストラテラ服用後に双極性障害へと移行する可能性が大いにあるということだ。

ウィタカーは、著書『心の病の「流行」と精神科治療薬の真実』（福村出版、2012年）の中で次のように書いている。

「大半の子どもは、最初にADHDと診断を受け刺激薬や抗うつ薬を処方され、治療効果が現れないか、または激高、不眠、興奮、言語促迫などの症状を経験していた。親たちはこれを俗に『跳ね返り／揺れ戻し』と呼んでいる。刺激薬、三環系抗うつ薬、セロトニン再取り込み阻害薬などの服用により躁状態や混合状態（自殺のそぶり、自殺企図を含む）が誘発または悪化した際に、初めて入院を経験するケースが多かった」

ADHD薬の害は、飲んでいるときだけでなく、飲み続けた子どものその後の人生を大きく変えてしまう点にあると私は考えている。そもそもリタリンやコンサータなどの中枢神経刺激薬はドーパミンの再取り込みを阻害して、ドーパミン濃度を高めることで集中力が高まるという「仮説」で成立している薬だが、ウィタカーによると、この「仮説」は1990年代、CHADD（製薬会社の出資を受けたADHDの子どもと大人の当事者会）が作り出したものである。彼によると「それは単に薬の売上を伸ばすための方便」だった。このことは、1997年、アメリカ精神医学会出版が「この仮説での取り組みは期待外れに終わっている」と明らかにしたことからもわかる。

先に見たように、添付文書にもなぜこの薬に効果があるのか「詳細な作用機序は十分に解明されていない」のだ。

アンフェタミン系ADHD薬──光晴君のケース

現在日本でも治験が最終段階に入っているアンフェタミン系のADHD薬、おそらくアメリカと同じ「ビバンセ」という商品名でシオノギ製薬から発売されると思われるが、すでにアメリカにおいてはビバンセ服用によって、次に紹介するようなケースも起きている。

富岡誠一さん（仮名・45歳）一家は今から20年ほど前、仕事のために渡米した。そのとき子どもは男の子が一人（光晴君・仮名）。その後アメリカで妹が誕生しており、渡米時光晴君は生後3ヶ月だった。

18歳になったとき、光晴君はADHDと診断された。そして処方されたのが、このビバンセである。私はそのことをお父さんの誠一さんから、メールで伝えてもらった。2014年のことだ。メールを紹介する。

「光晴は、中学生のとき、テストの成績が悪かったために、複数の男子からイジメを受けました。それがそもそも精神的に不調になった原因です。しかしこれは息子が言っていることで、本当にいじめがあったのかどうか……最近の彼の言動を見ていると、もしかしたら被害妄想からの発言ではないかと思っています。

というのも、息子は16歳の頃からマリファナをやっていましたので、その影響もあるかもしれません。が、それよりも私が強く感じるのは、18歳のときにＡＤＨＤと診断され処方されたビバンセというアンフェタミン系の治療薬の副作用ではないかということです。

ビバンセは半年ほど処方されました。光晴に多動はありませんでしたが、彼自身が精神科医に『集中力がない』とアピールし、それで処方となったようです。

しかし、この薬を飲み始めるとすぐに幻聴、攻撃性の増大などがありました。それを精神科医に告げたところ、ビバンセは中止となり、代わりにジプレキサ〔抗精神病薬〕が処方されました。しかし、息子はジプレキサは気分が高揚しないからと、あまり飲んでいません。

ビバンセを飲んでからは、アメリカのクリニックに通院し、２回ほど入院もしました。その間、診断がＡＤＨＤから統合失調症に変わりました。幻聴や暴力がひどくなり、私から見ても統合失調症のように見えました。

そして、２０１５年初め、自宅にて大暴れをして、逮捕されました。裁判でドメスティックバイオレンスの判決が下り、19歳の息子だけアメリカ永住権を剥奪され、日本へ強制帰国となってしまったのです。

帰国後は日本のある病院に1ヶ月ほど入院して、そのときも統合失調症という診断で、ジプレキサ5mgが出ていました。

退院してから現在に至るまで、息子はアパートで一人住まい。しかし、19歳の統合失調症の息子が日本で一人で生きられるはずもなく、私も息子と一緒にいったん日本に帰国しています。今は私が元の自宅から息子のアパートまで(私に対する敵意がすごくてとても一緒に生活はできません)、毎日、弁当を届けに様子を見に行っています。

幻聴は前からありましたが、今は幻聴よりも、被害妄想が激しいようです。アパートのすぐ近くで工事が行われていて、聴覚過敏のある息子はうるさい、気が狂いそうだといい、工事は自分に意地悪をするためにやっているといっています。

ジプレキサを飲んでいますが、少し薬を減らすことはできないものか、というのも精神科の治療に関して、私自身不信感を持っているので、ご相談をさせていただければと思いました」


その後私は富岡誠一さんにお会いして、いろいろ話を聞くことができた。

私にはやはり、光晴君は統合失調症というより、マリファナ、ビバンセ、そして抗精神病薬のジプレキサなど、薬剤性の問題を抱えているように思われた。

誠一さんも次第に「薬の問題」に行き当たったが、なんといっても仕事を休んで日本に一時帰国している身。アメリカに戻るまでの数か月間で、ともかく息子の居場所を確保することに躍起になっているようだった。

光晴君は通院を拒否し、アメリカにいる母親を完全に拒絶（母親が病院に強制的に入院をさせたため）、さらに父親をも拒絶して、一人混迷の闇の中にもぐりこんでしまったかのようだった。それでも誠一さんは毎日お弁当を届け続けた。

しかし、住まいが私の住んでいるところから遠かったこともあり、その後しばらく連絡は途絶えた。

そして、２０１６年の５月頃、突然次のような知らせを受けたのだ。

「実は昨年12月の中旬、光晴はアパート前の奇妙な行動を近所の人に通報され、措置入院となりました。

３月初旬に措置が解除されると同時に、退院。そのまま、アパートには戻さずに、リハビリ施設に入りました。

措置入院時の主治医の診断は、統合失調症ではなく、「F16　幻覚薬使用による精神及び行動の障害」（診断基準ＩＣＤにおける）と診断され、まさに、ＡＤＨＤ薬のアンフェタミン系の薬による障害と診断されたのです。

この診断のお陰で、統合失調症としての治療はされず、退院からリハビリ施設への移動もすんなりできました。

リハビリ施設へ移動して、４月下旬、退院から45日後に息子と再会しましたが、リハビリ施設の生活にも、少しずつ馴染んできているようで、施設を出たいという発言もなく、少しずつ回復の道を歩んでいる様子でした。

長年にわたり出口の見えない状態でしたが、ようやく先に光が見えてきた感じです。おかげさまで、親子の信頼を取り戻しつつあります」

ＡＤＨＤ薬の限界

富岡光晴君の例では、もちろんマリファナの影響も無視できないが、その後のビバンセの服用が彼の「異常行動」のきっかけとなっている点で、それが大きな影響を与えていると感じる。

「医師が処方する薬で、そのようなことがあるのだろうか」と疑問を抱かれる方も多いと思うが、実際こうした例は精神科では珍しくない話である。

アンフェタミンに限らず、コンサータ（あるいはリタリン）のメチルフェニデートなどいわゆる「中枢神経刺激薬」といわれるＡＤＨＤ薬については、英語圏ではさまざまな情報が出ており、処方薬に対する警戒感は日本より進んでいるといえる。たとえば、以下のような情報もネットで見ることができる。

アメリカの「PLOS ONE」という科学雑誌に２０１２年に掲載された論文である。それによると、ＡＤＨＤ薬が承認されるに至る臨床試験そのものに疑問があると指摘している。

「結論：　ＡＤＨＤ薬承認のために実施された多くの臨床試験では、有害事象または長期服薬における安全性と有効性を評価するように設計されていなかった。市販後の研究がこうした間隙を多少は埋めるかもしれないが、よりよい保証は、新薬が承認される前か後のどちらかで、適正な臨床試験を実施することである」(http://www.ncbi.nlm.nih.gov/pubmed/25007171)

臨床試験のやり方そのものが、副作用と長期服薬に関して、その安全性と効果をきちんと判定できるように計画されていなかったというのである。

とくに「長期服薬」に関しては、ＡＤＨＤ薬は(その他多くの向精神薬についても同様だが)せいぜい数週間〜数か月の試験によって承認されており、その間の効果は否定しないが、その後の服薬に対する安全性と有効性は未知数なのだ。

長期服薬に関するデメリットを裏付ける研究はすでに複数発表されている。

まずは、米国国立衛生研究所が中心となって行った「ＭＴＡ」という大規模な研究がある(ＭＴＡ＝The Multimodal Treatment Study of Children with ADHD　小児ＡＤＨＤ治療に関する多施設の臨床試験)。

研究は、ＡＤＨＤと診断された7〜10歳の５７９名の児童を、①薬物療法単独(投与した薬物はメチルフェニデート)、②行動療法単独、③薬物と行動療法の併用、④コミュニティケアのみ、の４郡に分け、14カ月治療を継続してそれぞれの治療成績を比較するというものである。

その結果がまず１９９９年に発表された。それによると、①と③という薬物を使用している郡でＡＤＨＤの症状が有意に改善した。

この研究結果を受け、「ＡＤＨＤは薬物療法を第一選択にすべきである」ということが世界中に宣伝えられることになった。以後、北米、北欧、英国、オーストラリアにおける中枢神経刺激薬の処方が急増。中でも英国では、２００６年までの10年間で、なんと７００％増加したと報告されている。

しかし、問題はここからなのだ。

ＭＴＡ研究は14カ月以降も引き続き行われ、２００７年８月には治療３年後の結果が、２００９年３月には治療８年後の結果がそれぞれ発表された。

それによると、すでに治療開始３年目から①〜④のグループ間では有意な差が見られなくなったという。

そして８年後には、①と③において改善されたとされるＡＤＨＤの症状の優位性はすべて消失し、②行動療法単独の症状改善だけが安定して継続していた。

『くすりにたよらない精神医学』（こころの科学 Special Issue　日本評論社２０１３年11月15日発行）という本にもこの研究は紹介されており、精神科医の井上裕紀氏は次のように書いている。

「ＡＤＨＤ中核症状に対する長期的な治療効果（について）……治療開始後三年たった段階で、グループ間では有意な差がみられないことが示唆されていました。また、一四カ月の治療期間が終了した後、八年が経過した時点で六二％ の参加者がＡＤＨＤ治療薬を中断していましたが、治療効果には影響していませんでした。（略）

一四カ月ものあいだ厳密にコントロールされた治療を受け、その後は地域の医療機関等で数年間フォローアップされたＭＴＡ研究の参加者は全体として、学習到達度、社会的技能、精神科入院治療の

経験、全般的な機能状態などさまざまな点で、同年代のクラスメートに比して有意に不良な結果を呈していました。（略）

こうした結果から、ＡＤＨＤの薬物療法は、それ単独では子どもの生きにくさを長期的には十分減じていない可能性があります」

言い換えると、服薬した子どもたちは、服薬しなかった子どもたちと比べてＡＤＨＤの症状――衝動性、不注意、多動が悪化していたということだ。さらに、３年後の時点で、服薬していた集団は、「非行スコア」が高く、学校で問題を起こしたり警察沙汰を起こしやすい傾向が見られた。また、３年間服薬した子どもは服薬しなかった子どもに比べ、身長が平均で１インチ低く、体重が６ポンド（約２・７kg）軽いという結果が出ているのである。

つまり、この研究が明らかにしたことは、中枢神経刺激薬（メチルフェニデート）は長期的に効果をもたらすものではない、ということだ。

この他にも、海外の文献等からＡＤＨＤの薬物療法についての見解をいくつかピックアップしてみる。

「Mad in America」というウェブサイトの２０１５年12月30日の記事（http://www.madinamerica.com/2016/04/amphetamines_adolescents_ratstudy/）。

「ＡＤＨＤと診断された子どもたちを治療するためにしばしば処方されるリタリン（メチルフェニデ

ート＝コンサータ〕とアデロール〔アンフェタミン＝日本では今のところ未承認だが、現在申請中〕などの中枢神経刺激薬は、幻覚および精神病症状を引き起こすことが知られている。

最近まで、これらの副作用は稀であると考えられていたが、『小児科』（『Pediatrics』）の２０１６年１月号に掲載された新しい研究では、この説に反論を唱え、以前に認められていたよりも多くの子どもたちに、これらの薬剤の副作用として精神病症状が見いだされたとしている。

「最近のコクランライブラリーのシステマティックレビューにおいて、リタリンの副作用は、その有効性を上回る可能性があることがわかった。また、脳内のドーパミン系に作用する中枢神経刺激薬は、幻覚、妄想、および解体行動など精神病症状のリスクを増大させるものである」

コクランライブラリーとは、製薬会社の資金援助を受けていないという点で中立、公正な立場をとる国際的な研究者団体コクラン・コラボレーションが出す文書集のことである。世界中で行われる臨床試験をくまなく収集、評価し、分析するシステマティック・レビューを行った結果をまとめたものだ。ＥＢＭ（根拠に基づく医療）の考えに厳格に基づこうとする文献データベースとして、２００４年現在、コクラン・ライブラリーは世界最大規模のものであり、多くの医療従事者が信頼を置いている。日本でも２０１４年、コクラン・コラボレーションの支部が設立されている。

そのコクランライブラリーでは、２０１５年12月1日の日付で、「リタリン」について以下のように分析している。

"Poor Evidence and Substantial Bias in Ritalin Studies."(リタリン研究における乏しい科学的根拠と重大な偏り)

「現時点において、対象となる研究の質を考慮した場合、我々はメチルフェニデートを服用するとADHDを持つ子どもや青少年の生活を改善するかどうか確かに言うことができない。

メチルフェニデートは、最も一般的にADHDと診断された子どもたちを治療するために処方される薬である。しかし、この薬の普及にもかかわらず、その有害性と利点の系統的レビューは今まで行われてこなかった。

試験の分析は、薬の服用によって全体的に、ADHDの症状のわずかな改善があったことを示しているが、症状の変化を報告する試験のすべてにおいて、バイアスの危険性が見いだされた。つまり、薬物の効果は研究の長さによって多大な影響を受けているということだ。たとえば、長期試験においては、薬物はADHD症状にほんのわずかな効果しか有さないことが示されている」

日本ではリタリンはすでに処方されていないが、成分はメチルフェニデートでコンサータと同じである。

そのリタリン=メチルフェニデートの効果を測る研究には「Poor Evidence」(わずかな科学的根拠)しかなく、さらに研究そのものにかなりのバイアス(偏り)があるとするこのコクランライブラリーの見解は、本来なら現場の医師がもっと重要視すべきものと感じる。

「とえあえず、お薬飲んでみますか?」などというレベルで処方してはいけない薬なのだ。

長期ってどれくらい？

コンサータの添付文書を見ると「長期投与」について以下のような記述がある。

「本剤を長期間投与する場合には、個々の患者に対して定期的に休薬期間を設定して有用性の再評価を実施すること。また、定期的に血液学的検査を行うことが望ましい」

ストラテラの添付文書には以下の文章がある。

「本剤を長期間投与する場合には、必要に応じて休薬期間を設定するなどして、定期的に有用性の再評価を実施すること」

「長期投与」というのは、どれくらいの期間なのだろう。製薬会社に尋ねてみた。

まずコンサータを製造販売するヤンセンファーマ(株)に電話で問い合わせたところ、「1年以上は長期と考えている」とのことである。つまり、1年くらい服薬をした時点で、いったんは休薬期間を設けることというのが製薬会社の主張であるが、実際、休薬を実践している医師、あるいは親がどれくらい存在しているか疑問である。

また、ストラテラの製造販売を行っている日本イーライリリー(株)にも問い合わせたところ、「長期投与といっても、具体的な期間は設定していない」とのことなので、「では、1年は長期ですか」と質問をすると、「1年は長期と考える」とのことだった。

前述したようにアメリカのMTA研究では、3年がデッドラインである。3年くらい服薬を続けると効果をほぼ感じなくなるという。それどころか、症状が悪化するというのだ。前の章で紹介した薬の効果を伝えるたくさんのブログはそのほとんどが服薬1〜2年ほどの時点での報告である。しかし、問題は「その後」のことなのだ。

子どもに限らず、大人も、「ではその薬、いつまで飲み(飲ませ)続けますか?」——この問いかけは常に肝に銘じておいたほうがいい。現在の状況は、言ってみれば「長期服薬」の試験を現在進行形で行っているようなものなのだ。

飲む? 飲まない? 飲ませる? 飲ませない?

私が運営するブログでは、こうした発達障害への投薬に関して薬の情報を提供しているが、それに対して実際に薬を飲ませている母親、あるいは自身が飲んでいる当事者から、さまざまなコメントをいただく。一例を紹介しよう。

カラフルさんという女性からのコメント。

私は二年前からストラテラを飲んでいます。一時期コンサータも試したことがありますが合いませんでした。

ストラテラを飲んでうつ状態がなくなりました。

運転技術も向上し、今まで二台車を廃車にしていますが、今は安全運転で苦手だった駐車もうまくできるようになりました。

また生活の規則正しさが乱れません。もちろん睡眠薬も併用しています。

成人になってから見つかったＡＤＨＤの私ですが、ここまで私のＡＤＨＤは生活に支障をきたしていたのかと飲んで気づくほどです。

ただ副作用の吐き気と食欲不振はこれからの新薬に期待します。

いつまで飲むか？　新薬が出れば切り替える可能性が高いので、そんな深く考えません。

薬を利用して生活の質を上げるのはいけないことですか？

ほかの記事でもベンゾ系の断薬などについて書かれていますが、そこまで苦しんで断薬しないといけないのでしょうか？


それに対する私の返事。

カラフルさん。コメント、ありがとうございます。

あなたのブログは以前少し拝見したことがあります。いろいろ飲まれているようで、おせっかいながらちょっと心配していました〔この人のブログを読むと、この他に抗精神病薬（ジプレキサとセロクエル）、ベンゾジアゼピン系抗不安薬（ワイパックス）を飲んでいることがわかる〕。

〉薬を利用して生活の質を上げるのはいけないことですか？

これはいいとか悪いとかいうことではなく、その薬がどういう作用（副作用）を持っているか納得してから、飲む・飲まないを、大人ですからご自分で判断するという問題だろうと思います。その意味で、私は薬の情報——医師が患者に伝えてくれない情報を——発信しています。

副作用を考慮せず、副作用を薬で抑え込むやり方は、結局、長い目で見ると、心身にかなりの悪影響を与えると考えます。

今はいいかもしれません。でも、10年後20年後のことも考えながら、薬と付き合っていくのがよいかと思います。

薬の知識がなく、医師に言われるまま飲み続け、ある日「こんなはずじゃなかった」となっても、もう取り返しはつきません。

さらに、「疑問さん」というハンドルネームの女性から、「無責任」というタイトルでコメントが入ったことがある。

実際には投薬されることで自己肯定が高まり、学校生活でトラブルもなく、子ども本人も折り合いを付けながら過ごしているケースも沢山あります。何十年後に何らかの副作用がでた場合でも、それまでの充実した時間があります。

薬を飲まずに子どもの頃からトラブル続き、10歳そこらで死にたいと呟く子どもが増えることはどのようにお考えですか?

薬を飲まずに過ごす……。いまの日本の義務教育のなかで現実的に対応できることなのでしょうか? 薬を飲まないことが大事というなら、薬を飲まずに世の中や学校から除外されない的確な方法もきちんと書くべきです。

子どもは毎日、生きています。毎日、周囲から冷たい視線を浴びています。

定型の子どもでも、この状況なら心は病んでいきます。学校を転校させても、日本自体が同様の傾向です。

薬を弾糾するだけでなく、薬を飲まずに子どもが元気に過ごせる方法も一緒に伝えてください。

それに対する私の返事。

疑問さん。コメント、ありがとうございます。

薬なしで、子どもの現在の行動を変える方法はいろいろあるのではないでしょうか。環境面を整えるとか、親子関係を見直すとか、食事の問題、さらに専門的に栄養療法とか……。また生活面での工夫も必要かもしれません。さらに、子どもがそういう行動をとるには、何か理由があるのかもしれません。その理由にアプローチする必要もあると思います。どうぞいろいろ勉強してみて下さい。

ただ、コメントを読むと、薬を飲まなければやっていけない理由がたくさん書いてあります。そうした問題のほとんどが子どもが薬を飲むことで解決できるとお考えですか。

薬を飲む、飲ませないは親次第です。服薬のリスクを十分知ったうえで（ブログの記事を読まれているのだから、ご存じなのですよね）、「それでもどうにもならないから飲ませる」と、そう決めるのは親です。

〉薬を弾糾するだけでもなく、薬を飲まずに子どもが元気に過ごせる方法も一緒に伝えてください。

コメントの題が「無責任」とのことですが、ご自分の子どものことです。どうぞご自分の頭で考えて、親として責任をもって、何がベターな選択か(ベストとは言えなくても)、お考えになってみて下さい。

疑問さん

フリーライターかこさん

親として責任を持ち、考え服用されている家庭がほとんどです。

それに対して服用を弾糾されるなら、代替え案を求めるのはおかしいですか?

あなたに丸投げをするのでは無く、子どもを思い考え行動している親たちに気づかせたいのですか?　何をしたいのですか?　子どもを助けたいのですか?　なぜ薬を飲ませる親が多いのでしょうか?　薬を飲ます親たちの声をどれだけ取材されて知っているのでしょうか?

自分が正しいと思う方向から一方的にみて声を上げているだけなのでしょうか?

これに対して第三者の方からこんな意見が出た。

匿名さん

疑問さん

どんな答えを期待して、コメントを書かれたのでしょうか?　憤る、のは何に対してなんでしょうか?

取材しているか……ブログ記事を読めば、最低ラインの推察ができると思います。

代替策とのお話ですが、それぞれ、土台からして違い、個体が違うのだから対処法もまちまち……。

そう思ってかこさんのコメントをもう一度読み返しされては如何でしょうか？

NSさん

子どもの為を思わない親はいません。

服薬させて生き易くするのか、副作用を危惧して服薬させないか。今の科学ではわからないことだらけなのだから、よりマシだと思う方を自分で選択するしかありません。

そのためには、成功例・失敗例ともに、たくさんの事例を参考にしたいんじゃないかと思いますが、現状では医療側が副作用をほとんど認めてなく、正確な情報が充分に公開されているとは思えません。

どちらが良いかの討論は有益ですが、敵対する関係ではないと思います。

私も他人様のことを言えた義理じゃないんですが……。

服薬させる人もさせない人も、常に周囲の批判に怯えて敏感になっているんじゃないかと思います。

代案を提示出来るくらいなら誰も悩んだりしません。でも薬害の情報を伝えることは大変重要だと思います。

手助けもせず、ただ服薬を批判するだけなら、迷惑かも知れません。

・自己肯定感を上げるだけなら毎日10回以上、大袈裟に誉めまくると良いですよ。
・折り合いを付けるには、先生に本人の気持ちを代弁して貰うと良いですよ。
出来なくても、〇〇さんがすごく頑張ったことは先生もよくわかったよ。誰だって上手く行かないことはあるけど頑張ろうとするから、少しずつ出来るようになるんだよ。

私も本人の可能性を潰したくなくて服薬させてましたが、いざ薬害に遭ってみると他の道もあったのかなと後悔します。

でも、親御さんに「本人の為じゃなく自分が楽したいだけでしょ」というのは酷だと思います。


この議論はその後もしばらく続き、「疑問さん」は反対の意見を述べる人に対して噛みつくかのようなコメントを残したが、こうした態度はときとして子どもに薬を飲ませている母親に見られる態度でもある。

子どもに「向精神薬」を飲ませていることに対する罪悪感が背後にあるのだろう。それでも飲ませざるを得ない状況とどう折り合いをつけるか常に葛藤しているのだろう。

前出の杉山律子さんも、服薬をさせている母親について次のように語っている。

「お母さんたちのお薬信仰はすごく強いと感じます。お薬はすごいって、こんなに助かっているって、なんだか他の人に訴えている必死さがあるんです。そういうのを見ると、実は、薬を飲ませることに対して、私だって本当は悪いと思っているのよ、でも他に道がないのよ、と思っているんじゃないかと感じます。

それと、飲ませていないお母さんもいるわけです。そういう人には、うちの子どもはあなたのところより症状が重いんだ。だから薬がなくてはとてもやっていけないと必死に訴えるんです。私だってすごく迷って選んだのよ、安易に薬に逃げたんじゃないのよ。でも、誰もわかってくれないって。

そういうのを見ていると、お母さんたちの迷いとか、そういうことを正直に言えない雰囲気が世の中にあるのかなと思います。それで結局、薬に否定的な人に向かって、バッシングされる前にその人をバッシングしてしまおうという心理が働くのかな。通り一遍のことしか知らないくせに、この私の気持ちなんかわかんないくせに、薬のことを簡単に否定するなと。

お母さんたち、日常的に味方がいないんじゃないでしょうか。だから、そういうお母さんを支援する必要性ものすごく感じています」

悩む母親たち

さらに私の元には服薬に関して多くの意見が寄せられている。さまざまな立場のさまざまな意見。いかに発達障害の服薬に関して親(とくに母親)が悩んでいるか、その文面からも受け取ることができる。

つきさん

個性豊かな子どもが皆とおなじが当たり前の学校生活を送るためには、親が強くならなければ周囲のプレッシャーから子どもを守れません。発達障害と診断された子どもの親は、半数以上が精神科や心療内科に行ったことがあると聞きました。

私も毎日学校から電話があった頃は、近所を歩くのが怖かったし、他の親から息子の話をされるのが怖かったです。

結果、受診→発達障害（ＡＤＨＤ）と診断→コンサータ投薬となりましたが、wisk検査の結果と数十分の医師とのやり取りで診断名が決められたこと、息子に薬を飲ませることに納得できず、医師に服用しても改善面が見られないと話すとコンサータが増量になりました。

ここで私は自己判断で１ヶ月程で断薬することにしました。

わざと薬を飲まない日をつくり、後から担任に息子の数日の様子を聞き、「薬を飲んでなくても気づかなかった」という言葉を引き出し、学童の先生から「薬を飲み始めて覇気がない」の言葉を聞き出し、医師に伝えて薬を中止にしました。

コンサータが効かないことや息子の様子から、ＡＤＨＤから広汎性発達障害に診断名が変わりました（笑）。なんなんでしょうね。

学校も医師が行うことには、納得します。

今の世の中、親が突っぱねない限り、学校や病院の実績のための駒にされてしまいます。私は他の親から、変わり者→親が変だから子どもも協調性がない、可哀想と言われてます。

ハムさん
いつもブログ、拝見しています。

うちには9歳の発達障害児がいます。診断名はＡＤＨＤと自閉症スペクトラムと言われましたが、息子には多動はなく、特に抑えなければいけない症状などはみられませんでした。

ですが診断されたその場で、服薬を勧められました。

しかし、私自身が精神薬で苦しんだ人間で、当時ストラテラも服用していたので（私は発達障害ではないのですが、なぜか処方されていました）、あの思考を無理やり押さえつける感覚や、食欲などの欲求がなくなる感覚を、まだ小さい息子に体験させることにためらいがあり、服薬を断って、関わり方などを工夫していくという判断をしました。

その後このサイトに出会い、あのとき服薬の選択をしなかったことを本当に良かったと感じました。

でも、たまたま私が薬を飲んでいたから良かったようなもので、知識がなければ飲ませていたと思います。

親はただでさえ発達障害のある子どものことがなかなか理解できずに苦しみます。そこに専門医から「お薬を飲む事で息子さんの頭の中が整理されて、考えがまとまりやすくなることによって、本人もすごく楽になるんですよ〜」なんて言われたら、なんの躊躇もなく薬を飲ませてしまうと思います。

ですが薬の怖さ、離脱症状の苦しさを身をもって経験した今だからこそ言えますが、これほどリスクのある薬を、まだ発達途中の子どもに与えることは恐怖でしかありません。

あのときの自分の判断が間違いではなかったと、このサイトを読んでいて確信しました。

母より

我が家にも発達障害児がいます。

私の個人的意見ですが、母親とは常に子どもの評価を気にしていると思います。子ども関係、それを介したママ友関係、世間。

そういった関係の中で母親は自分自身も評価されると思っています。

そんななか、発達障害児を持つ母親は、世間の批判、ママ友からの冷たい視線を浴びることになります。本当は子どものために強くなり、自分のことなど気にせず子どもに向き合っていかなければいけませんが、時には心が折れてしまうこともあると思います。

「この子がちゃんとしていれば」「この子がもう少し大人しければ」「なんで普通のことができないのだろう」

そんな思いが、いけないと思っていても次から次に芽生えてしまうのです。

そんなときに医者から「薬で少しは症状が抑えられますよ」といわれれば、藁にもすがる思いで簡単に薬に手を出してしまうと思います。

実際に服薬を始めれば、子どもは薬の力でおとなしくなります。実際には思考を止められて、考えることがめんどうくさくなっているのだとは思いますが、そこまで伝える能力のない子どもは、言われるままに薬を飲むでしょう。

親としたら今までの悩みや苦しみから少し解放され、やっと笑って子どもと向き合えるんだと思います。

「これで周りにも迷惑をかけず、私も頭を下げて回らなくてすむ」

そう安心するんだと思います。

精神医療の現実は、よっぽどのことがなければ知る機会はありません。それよりも毎日の現実である発達障害児との日々に疲れ切っています。

もし思春期になって自分の手では抑えられなくなったら……。

そんな不安がある以上、抑えつける方法である薬を否定することも出来ないのだと思います。

発達障害とは本当に微妙なものです。まだ世間の偏見や無理解の多い問題である以上、悩む母親が薬に手を出していくと思います。なんとか精神医療の現実が多くの人に伝わり、被害に遭う子ども達が減るように、私も何か訴えていきたいです。

サラさん
本当に薬の現実を知った上での服薬でなければいけないと思います。

でもそんなこと、どこでも教えてくれないんですよね。保健センターでも病院でも、心理士も教師も、薬のメリットは教えてくれても、デメリットは教えてくれないんです。逆に私が薬の怖さを訴えたら、一気に面倒くさい親として対応されました。

周りの発達障害児を持つ母親たちにも薬の怖さを訴えましたが、問題行動を抑えてくれる（無理やり押さえ込んでくれる）薬を否定する人はいませんでした。

たまに私の、薬を飲ませないという決断は本当に正しかったのか、不安になることもあります。

子どもにとって一番いい方法を取りたい。もしかしたら薬も上手く使えば、子どもが楽になるのでは？　そう揺らいでしまうときもあるんです。

親だから、少しでも子どもに幸せになってほしいと願い、その答えが見つけられなくて迷うんです。

そんな気持ちがある以上、母親たちは精神医療を完全に切り離すことは出来ないと思います。

だからかこさんの声は、誰も教えてくれない真実を伝える大切な声なんです。

私も迷いながらもちゃんと真実を見つけ、子どもと向き合って行きたいと思います。

第三章　子どもの発達障害、服薬は何のために？

後藤浩輔君のケース

東北地方に在住の後藤加代子さん（仮名・42歳）の長男、浩輔君（仮名・12歳）は、8歳のときアスペルガーと診断された。きょうだいは上に姉（13歳）、下に妹（10歳）がいる。

浩輔君はクラスメイトからからかわれることがよくあった。なんにでも興味を示し、気になるものにはすぐに手を伸ばし、気に入らないことがあると授業中でも教室から出ていってしまう。そんなところを級友から笑われたり揶揄されたりした。

浩輔君はからかわれると我慢ができない傾向にある。友だちに対して手を挙げる、足が出る……。

「そのたびに、何度菓子折りを持ってお友だちの家に謝りに行ったかわかりません」と母親の加代子さんは言う。

しかし、手や足が出るくらいならまだしも、ある日のこと、いつものようにからかわれたときたまたま手にしていたカッターナイフを振り回した。浩輔君としては脅してやろうというくらいの気持ちだったのだが。

「幸い大事には至らずよかったですが、〝危険〟ということへの想像力がないんだと思います。本人としてはただ威嚇しただけとしても、結果的に相手を傷つけてしまうこともありますよね。危険察知能力が低いというか……。これは自分自身に対してもそうなので、ケガも多いです。大きな傷が頭と手に残っています。２回とも自爆です」

さらに浩輔君はこの少し前、「万引き」をしている。盗ってきたものを家に持って帰るとばれるからと、校庭の隅っこに隠していたのを友だちが見つけて「浩輔がやった」とばらしたのだ。加代子さんはびっくりするとともに、かなりの危機感に襲われた。

「本人に尋ねたところ、どうも防犯カメラの場所まで確認していて、死角を狙ってやっているようなんです。なぜやったのか聞くと、どうしても欲しかったから、我慢できなかったと。もう鳥肌が立つくらい、これはまずいと思いました。このままでは犯罪者になってしまうって」

また、担任の男性教師からは、浩輔君が高い所に上ってしまい、危険なこともわりに平気であることから、「もう私一人の手には負えません」と言われていた。

「そのとき、発達障害かもしれないというようなことを指摘されて、それで受診をすることになったのです」

受診先は地元の県立総合リハビリテーションセンターの小児科である。

加代子さんから見せてもらった「診断書兼意見書」によると、診断は世界保健機関が定めるＩＣＤに則った「広汎性発達障害」（ＩＣＤコード　Ｆ84）である。さらに所見として、「１歳頃より人見知りがなく、手がかからなかった。５歳頃から多動・興味のあるところへの突進、周囲との対人トラブルが増加。現在の病状、状態は、暴力・衝動行為。多動」となっている。さらに、投薬内容「リスパダール０・５㎎」が記されている。

広汎性発達障害という診断と照らし合わせて、実際の浩輔君はどういう「特性」を持っているのか、加代子さんに尋ねてみた。

「いまは折り紙にはまっています。手先は器用ですね。また野球選手になりたいといっていて、打つのは得意で、身体能力は高い方じゃないかと思います。脚力も強いです。でも、すごく疲れやすいんです」

好きな教科は図工、体育、算数、国語、とくに漢字が好きという。しかし、「作文はまったくだめ」。『遠足の思い出』という作文には、「あったことをただ箇条書きにしただけ。楽しかったとか、きれいだったとか、感想なんてどこにも書いてありません」

また、筆圧がものすごく強く、手先が器用ではあるが、不器用なところもあって、力を入れることはできても、力の抜き方がわからないようだと加代子さん。

「それと、皮膚に過敏さがあり、セーターが着られません。また聴覚過敏もあって、合唱の声は一人一人の歌声を聞き分けられるといっています。でも、教室はざわざわしてて、うるさくて嫌だって。アニメが好きで主題歌などちょっと聞いただけでピアノでそのまま弾けるんです。人見知りがまったくなくて、すれ違う人にも『こんにちは』と挨拶したりして、変な顔をされることもよくあります。で、言っちゃいけないことを言ってしまって、結果嫌われちゃったり」

こうした加代子さんの日頃の観察は、リハビリテーションセンターで受けた心理検査の結果にも現れているようだ。

浩輔君が受けた検査――WISC‐Ⅲ（得意・不得意、つまり凸凹を測定する）では、言語性IQ116、動作性IQ122、全IQ121。

さらに群指数というものも測定されている。結果は、言語理解114　知覚統合123　、注意記憶115　処理速度117である。

作業療法士のコメントには次のようにある。

「言語IQと動作性IQに有意差は認められず（凹凸がないということ）、耳からの情報を言葉で表現することと、目からの情報を手などの動作を使って表現することは、どちらも同じくらいできていると考えられます。

言語性課題の中でも（略）、『類似』は二つの言葉の共通の概念を答えてもらう課題ですが、独自の言い回しをすることが多く、答えとしてはやや不十分になってしまう傾向にありました。

動作性（略）、『迷路』においては簡単なものであれば袋小路に入ることなく進めていくことができましたが、複雑になるにつれて袋小路に入る回数が増えていました。衝動的に進んでしまうことが多く、一度見まわして周囲を把握することが少なかったように思われます。見通しを立てて課題を遂行していくことには苦手さがうかがわれました」

さらに、感覚統合のJSI‐R（Japanese Sensory Inventory - Revised）という心理検査が行われた。子どもの感覚刺激の受け取り方に偏り（感覚調整障害）がある場合、その傾向がさまざまな行動に表れてくることがあり、この検査は、そのような行動の出現頻度を調べることで、子どもの感覚刺激の受け取り方の傾向を把握しようとするものだ。検査では、①動きを感じる感覚（前庭感覚）、②触覚、③筋肉・関節の感覚（固有受容覚）、④聴覚、⑤視覚、⑥嗅覚、⑦味覚、⑧その他についてそれぞれ質問項目があり、その頻度を調べるようになっている。答えるのは当事者ではなく、保護者である。

浩輔君の場合、検査の結果、作業療法士から次のようなコメントが出ている。

☆Ｇｒｅｅｎ＝典型的な状態

・触覚

人が近くにいると落ち着かない。手でなんでも触って回る。粘土遊びなどを過度に好む。ケガをしても泣かないことが多い〔これらの項目にチェックされていたという意味で、この範囲なら典型的である（グリーン）という判断である〕。

☆Ｙｅｌｌｏｗ＝若干、感覚刺激の受け取り方に偏りの傾向が推測される状態

・前庭覚

危険を顧みず高い所に上る。揺れる遊具を非常に好む。滑る遊戯を非常に好む。ぐるぐる回転することを非常に好む。スピードの出る乗り物を非常に好む。空中に抱きかかえられることを非常に好む。逆さにぶら下がることを好む。過度に動きが激しく、活発すぎることがある。頭や身体全体を揺らす癖などが見られる。床で跳ねていることが多い。理由もなくうろうろしていることが多い。回転物を見つめることを好む。

・聴覚

聞き直しが多い。人の話に注意を向けない。大きな声で話す傾向にある。
・その他
気分の変化が激しい。貧乏ゆすりをすることが多い。落ち着きがなく、注意集中ができない。整理整頓が下手。どこに物を置いたかわからなくなる。
☆Ｒｅｄ＝感覚刺激の受け取り方に偏りの傾向。過敏であったり、鈍かったりする。
・固有受容覚
物の扱いが非常に雑である。動きが乱暴な傾向にある。握り方の加減がわからない。固い、弾力のある食物を好む。
・視覚
いろいろなものが見えると気が散りやすくなる。輝くものをじっと見つめたりする。暗い所で遊ぶことが好きである。形やマークをすぐに覚える。形や色にこだわる。探し物をうまく見つけられない。


こうした結果を受け、作業療法士の論評は以下の通りだ。

「ＷＩＳＣ－Ⅲの結果、ＩＱが１００以上であることから、浩輔君の全般的な知的発達の水準は、同年齢のお子さんよりもやや高位であると考えられますが、得意なことと苦手なことがはっきり分かれているようです。

また、ＪＳＩ－Ｒの結果から、とくに固有受容覚、視覚、前庭覚などにおいて偏りが見受けられます。高い所やスピードを好む、注意の持続が難しいという状態は、感覚の受け取り方の偏りも関係しているのではないかと思われます。

語彙は豊富で、記憶力も高い一方、衝動性が高く、全体を把握して見通しを立てること、それぞれのつながりをイメージすることには苦手さがあるようです。また、感覚的な偏りもあることから、筋肉がギュッとなる遊びや、スピードの出るもので遊ぶことなどで感覚的欲求を満たしたいという思いも強いと思われます。

衝動性の高さが諸問題の引き金になっていると思われますが、この衝動性は自分の力で抑えることは難しい状態にあります。一人での行動はケガをしたり、トラブルが起こる危険性も高いと考えられます。言語性・動作性ともに能力は高いことから、場面ごとの対応の仕方を丁寧に繰り返し説明してあげることで、対処方法を徐々に見つけることができるのではないかと思われます」


浩輔君はさらに「ITPA　言語学習能力検査」も受けている。

これは、具体的には「ことばの理解」「絵の理解」「ことばの類推」「絵の類推」「ことばの表現」「動作の表現」「文の構成」「絵さがし」「数の記憶」「形の記憶」で測られる。

浩輔君はこの検査を受けた時点で8歳6ヶ月だったが、言語学習年齢は11歳0か月と評価された。

言語聴覚士のコメントの中から、気になる部分のみ、拾ってみる。

「ことばの理解は標準以上の評価点を得ていますが、浩輔君の中では苦手な部分になっています。「停留場」ということばから「バス停」を連想していますが、該当する絵が「ない」と答えていて、浩輔君にとって対象のイメージが厳密に作られていて、少しでもそこから外れると違うものとしてとらえる傾向があります」

また、別の日に行われた「比喩・皮肉検査」については以下の通りのコメントである。

「この検査、20問中、正答は4問でした。皮肉や慣用的な表現をことばどおりにとらえる傾向が見られました。（略）ＩＴＰＡで示された言語能力の高さに比べて言語的な応用面の苦手さが現れています。これらの結果から、ことばにはっきりと表されない相手の意図を読み取ることが苦手な様子がうかがわれます。状況によって同じことばでも指し示す意味内容が異なるような表現はわかりにくく、ことばどおりの意味でとらえがちです。

場面にあわせて融通を利かせることが苦手で常に真っ正直に対応する傾向がうかがわれます。

こういった特徴は周囲の友だちの目に止まりやすく、からかいの対象になることが考えられます。冗談を冗談として受け止めることが難しく、からかいのことばを聞き流すことも苦手なため、ささいなことが原因でトラブルになる可能性があります。また、相手のことばの裏を読むことも難しいため、いろいろな場面を想定して望ましい対応を繰り返し伝えていく継続的なかかわりが必要になると思われます」

子どもの「障害」の受容

ところで、こうした結果から浩輔君が「広汎性発達障害」と診断をされたときの加代子さんの思いはどのようなものだったのだろう。

「診断はすんなり受け入れられました」と加代子さんは言う。
「というより、この子は他の子とどこか違うと感じていたので、診断されて、やっぱりそうかという思いのほうが大きかったです。もともと主人がちょっと変わった性格で、ずっと変な人だなと思っていましたから。価値観がすごく違うんです。それで息子の診断が出て、なるほどこういうことかと納得した部分もありました」

それでも加代子さんの周囲には、同じように発達障害の子どもを持つ母親で、母親本人は受容したものの、祖父母の理解が得られず、育て方のせいにされて苦労する人も多いという。できないことに対して怒られてばかりなので、本人が自信を失ってしまい、周囲の理解がないため、知的にはまったく問題がないにもかかわらず成績がどんどん落ちていき、支援級に入ることになってしまった子どももいるという。

「発達障害という診断が出ると、『障害』ということで祖父母、親戚などからもいろいろ言われます。障害という言葉の印象や、また遺伝ともいわれてますから、犯人捜しのようなことをされることもよくあります。地方だと余計にそういう風潮があります。現実だけでも大変なのに、そういう周囲のストレスも母親にとってはとても大きな問題です」と加代子さん。

これは子どもの特性に振り回されるたいへんさとはまた別の、親（とくに母親）が直面する大きな問題である。その意味で、前述の杉山さんも言っていたように、当時者のサポートだけでなく、親のサポートの必要性も強く感じる。

浩輔君の薬物治療

診断書にも書いてあるように、浩輔君には薬が処方された。

「実は、正式に診断が出る前に『お守りがわりに』ということで処方されていました。リスパダールが0・5㎎。小学2年生の終わりくらいから始まって、3ヶ月くらい飲みましたが、良くも悪くもならず。それを医師に言うと、エビリファイ（0・15㎎）に変更になりました」

エビリファイは7ヶ月飲んだが、やはり良くも悪くもならず、困った医師はADHD薬のコンサータを処方した。医師曰く、「ADHDっぽいところもあるから」というのが処方の理由である。

「この言葉が信用できなくて、主人に相談すると、じゃあ、まず俺が飲んでみるということになりました。主人がコンサータ18㎎を飲んだところ、たいへんな状態になって、次の日まで動けなくなってしまったんです。ですので、主人は、こんな薬、子どもに飲ませちゃダメということで、浩輔には飲ませませんでした」

また服薬中のエビリファイについても加代子さんは、浩輔君が小学3年の冬休み前、医師に「やめたい」旨伝えると、医師からはあっさり「どうぞ」という返事だった。すでに10カ月ほど薬物療法を続けたが、何の変化もないまま、浩輔君はそれまで飲んでいたエビリファイ（0・15㎎）を一気に断薬することになった。

「やめたいと言ったら、すんなりやめてもいいと医師に言われて。じゃあ、今までなぜ飲ませていたのかと、すごく不信感が湧きました」と加代子さん。

不信感はそのまま、浩輔君の状態悪化というかたちで現われることになった。

「もともと暴力的なところがありましたが、薬をやめてからもう妹を蹴ったり叩いたり。学校からも前より落ち着きがなくなってきた、イライラしているようだという話を先生から受けました」

エビリファイを止めたことで、症状が出てきたのだろうか？　それとも、突然の断薬による離脱症状だろうか。一見すると、薬をやめた後状態が悪くなれば、「薬をやめたから」と映るだろう。しかし、向精神薬には突然服薬をやめると「離脱症状」という一種の禁断症状のようなものが出て、状態は悪化することが多い。

ともかく、本人も「イライラする！」と何度も口にし、怒ったり、物にあたったり……。被害はやはり年下の妹がもろに受けることになった。

右の状態から3年後、私は発達障害に関する勉強会に参加するため上京してきた加代子さんと浩輔君に会うことができた。喫茶店で話したのだが、浩輔君は何度か店を出たり入ったりしたものの、3時間ほどの私たちの話に概ね椅子に座って付き合うことができた。

そのとき私は浩輔君に「薬をやめたときはどんな感じだった？」と尋ねると、浩輔君は、「ものすごくイライラしたのを覚えている。学校に行くのが嫌になるくらい」と答えた。

「本当にたいへんな状態になりました。イライラして怒ってばかり。そんな、おかしくなった時期の浩輔のことを考えると、いまだに涙が出ます。自分の都合で息子に服薬させてしまったことをずっと後悔しています。私と同じ思いをする親御さんがいなくなることを心から願っています」

それにしても浩輔君に出されたリスパダール（のちのエビリファイ）、これらは何のための投薬だったのだろう。

浩輔君への処方は、リスパダールが自閉症児の易刺激性に適応承認される以前のことだ。もちろん、リスパダールはそれまでも適応外処方として発達障害と診断された子どもに非常によく使われてきた抗精神病薬である。とくに多動、衝動性、睡眠障害、感覚過敏、強迫症状、自傷、怒り、攻撃性、妄想・幻覚、反復行動等に対して多くの医師がリスパダールを処方している。

しかし、浩輔君には効果がなかった。それを告げるとエビリファイになり、それも効果がないというと今度はエビリファイをすぐやめてコンサータを処方するという。

この医師にいかなる計画があっての投薬だったのか、非常に疑問である。場当たり的な投薬にしか見えない。しかし、実際飲むのは当事者である。副作用も離脱症状も体験するのは当事者なのだ。

安易な処方は患者を単に「傷つけるだけ」である。そうした投薬を医師は行うべきではない。薬害を生み出すだけである。

浩輔君の妹も発達障害?

ところで、その後のことだが、後藤さん一家は父親の仕事の関係で、ある地方都市から現在の東北の都市へと引っ越してきた。そこでも、浩輔君は児童精神科医の診察を受けている。加代子さんとしては、一度出た「広汎性発達障害」という診断を見直してもらいたいとの思いもあり、検査機関につないでもらうのが受診の大きな目的だった。

また、長女が引っ越しを期に、登校を渋るようになった。前の土地に帰りたいと何度も言っていたが、ゴールデンウイーク明けにとうとう登校できなくなった。

「行きたくないわけではないみたいなんですが、朝だるくて、起きられない。原因がわからず、いろいろ検査をしましたが、どこにも異常がない。つまり、長女にも息子と同じような傾向があるのかもしれないです」

浩輔君同様、妹にも感覚過敏がある。そのためか、普通はストレスとならないようなことがストレスになったりする。長女の場合、特に視覚過敏が強い。光がまぶしく、チョークの白がまぶしくて黒板の文字をまともに見ることができないという。そのためか、日常生活そのものにひどく疲れてしまい、学校も行ったり行かなかったりする。発達障害を持つ子どもの中には、強い疲労感を訴える場合が多いのが特徴的だ。

加代子さんが言う。

「そんな状態で、長女に関してはまだ確定診断など出る状況ではないのに、先日、受診したところ、児童精神科医から『気持ちが楽になるから、薬飲んでみる?』と言われました」

無診断でも発達障害の疑いあり、というだけで最近では薬を勧めてくる。しかも「気持ちが楽になるから……」という言い方は、親というより本人への説得のために使われる言葉であり、言葉を字義通りに受け取る傾向のある発達障害の子どもの中には、「それなら飲んでみる」と答えるケースも考えられる。「気持ちが楽になる」かどうかは正直わからないことだ。現に兄の浩輔君は「気持ちが楽に」はならなかった。医師のこのような軽い言葉によって服薬を促すのは、私には非常に無責任に思える。

もちろん加代子さんはきっぱり「薬はいらない」と断った。すると医師は、「薬を出す以外、うちできることはない」と言ったという。

「あまりに薬、薬と言いたそうだったので、息子の例を話したんです。息子は薬を飲んでもよくならず、やめた途端におかしくなったと。そうしたらその医師は『それは薬のおかげで抑えられていた症状が出てきただけ』と言うんです。でも、息子の症状は冬休みの間、およそ2週間で落ち着いたので、どう考えても元々のものではないと私は思っています」

薬をやめて出てくる症状（離脱症状）を元々の症状（病気）が薬をやめたので出てきただけ、という言い方をするのはこの児童精神科医に限らず、ほとんどの精神科医が持っている論理である。精神科医が離脱症状を知らないはずがないとは思うが、薬をやめたときの症状を「離脱症状」と認めたがらない、あるいは軽く考える医師が多いのは事実だ。そして結局その症状は、「病気の再発」「もともとの症状が出てきただけ」ということにされる。


浩輔君の主治医は長女とはまた別の医師である。地方の大学病院から週に一度だけ加代子さんたちの住む市にある市民病院の発達外来にやってくる。その医師の子どもも発達障害ということで、かなり熱心に発達障害に取り組み、学校の先生たちに発達障害についての講演をすることもよくあるそうだ。地元では有名医師である。

その医師の浩輔君の診《み》たては、これまでの医師とはまったく別のものだった。

加代子さんが言う。

「浩輔の、キレる、落着きがないなどの症状は、発達障害そのものの症状ではないと言うんです。二次障害だと。発達障害の特性から、睡眠障害になりやすく、良い睡眠が取れないためにイライラしたりするのだそうです。そのためにはテレビやパソコン、ゲームの使用を制限し、食事をきちんとすることなど、まず生活をきちんとしなさいと言われました」

これには加代子さんも納得した。日常生活の大切さは実感しているからだ。ところが問題はそのあとだ。

「浩輔は、もう5年生なので、今までしみついた生活はなかなか変わらない、なので、薬の助けを借りろと言われました。薬を飲んで、良く眠ることができれば、生活も立て直しやすい。今やらないと、これから思春期になり、もっと難しくなる、このままでは将来ひきこもりになると。何とか薬を使わずにと話すと『薬を使わないいんだったら病院に来る必要ないんだよ。二次障害に対応するのは親と学校なんだから』とのことで、なんだか私が怒られているような感じでした」

「薬を出す以外にできることはない」――長女を診た医師とまったく同じことをこの医師も言っているのである。

結局、児童精神科医(精神科医)は、自分たちにできるのは薬を処方するだけで、それ以上の「療育」的なことは「できない」と認めているということだろう。としたら、発達障害の「専門家」とは「薬を処方する」ことを指しているのだろうか。

また、この医師の、浩輔君の元々の問題は「特性」から来る「睡眠障害」であるという意見。睡眠がうまく取れないのでイライラしたり、キレやすくなっている。だから、これらは二次障害であり、こうした症状に対応するのは医師ではなく、親と教師であるという考え方は、穿った見方をすれば、睡眠薬は処方するが、イライラや攻撃性に対しては薬を出さないということなのだろうか。

いや、どうも違うようである。

加代子さんが浩輔君が薬をやめたあとおかしくなったという話をしたところ、医師は「当たり前だよ！　やめちゃだめだよ」とかなり高圧的に言ってきたというのである。

しかも、薬を処方すると言うので、断ろうと思ったが、医師と議論をするのも疲れるので、飲ませるつもりはまったくなかったが、ともかく処方箋だけはもらってきた。

内容は、「エビリファイ3㎎」である。加代子さんが言う。

「医師が言うには、前の量（0．15㎎）では少なすぎたとのことでした。『大人なら24㎎飲むんだよ（これはエビリファイの最大用量）。息子さんの年齢なら半分（12㎎）飲んでもいいけど、合う量の個人差があるので、とりあえず3㎎』なのだそうです」

さらに、心理テストの再検査については「必要ない」とのことで、持参した診断書も見てもらったが、「特に問題はない」ような意見だった。

診察のこうした流れのなかで、加代子さんはこの医師に少し不信感を抱くようになった。

「生活を見直す必要は私にもよく理解できます。自分でもそうしなきゃと思っているのですが、正直、浩輔の行動に私自身疲れ切ってしまっていて、学校も休みがちでしたが、もういいやとなってしまっていました。だから、医師の言葉には納得していたのですが……」

医師の説明は、浩輔君には「きちんとした生活」を送る余力がすでにないので、だから薬を使ったほうがいいというものだったため、親としての責任を感じた加代子さんが「私が悪いんです」と口にしたところ、医師は「お母さんが悪いとか、そういうのはいいから！」とシャットアウトされてしまったという。そんなこともあって、加代子さんは少し不機嫌になり、そうした空気を敏感に感じ取った浩輔君は診察のあいだほとんど言葉を発しなかった。

すると医師は、浩輔君に「表情が子どもらしくない。抑うつの一歩手前」と言ってきたというのである。

「初診で、ただ無口だっただけなのに、それを抑うつと判断するのは、かなり違和感を覚えました。私の知っているアスペルガーの診断を受けた浩輔と同じ年齢の子も、この医師から双極性障害の診断も受けています。アスペルガーに双極性障害……薬もそれ相応のものを飲んでいると思いますが、本当にこうした診断に問題がないのかどうか……」

前出、杉山さんの息子を診察した医師も、スマホでゲームをしていただけで「ネット依存症」と診断したように、やはり医師の診たてがものをいう世界では、医師によってこのような方向に治療が向かってしまう可能性もかなりある。実際、発達障害の診断名のほか、精神疾患の病名（双極性障害、適応障害、人格障害など）を付けられている人は、私のところに連絡をくれる人の中でもおよそ半数くらい（特に大人）にのぼる。

発達障害の子をもつ親の気持ち

ところで、加代子さんは浩輔君の状態に対して「自分が悪い」というようなことを医師に告げている。浩輔君のキレやすい、落ち着きがないという状態は二次障害で、それは自分の育て方に問題があるからと加代子さんは考えているようだ。

かつて精神分析が隆盛だった１９４０年代、自閉症の原因は母親の養育にあると考えられていた。「冷蔵庫のような母親(refrigerator mother)」という言葉で表現され、自閉症を最初に報告したカナーでさえ、一時期この見解を支持していた。そうした風潮の中で、自閉症の子を持つ母親は自責の念にかられ、辛い思いをしていた。

現在の発達障害の概念は、その意味で母親たちを救ったともいえる。育て方のせいではなかった、遺伝的な障害だったのだと。

もちろん加代子さんもそうしたことは十分理解しているが、加代子さんが「自分のせい」というのは、また別の意味である。つまり、小さいころから育てにくさがあり、そのためにどうしても親自身イライラしてしまい、子どもにきつくあたったり、あるいは疲れてしまい、まともに相手ができなくなっている、その影響がさらに悪い方向に子どもに出ている(と思える)というのだ。

「本当に、この子、誰かどうにかしてくれないかしらと思った時期もありました。正直なことを言えば、死んでくれないかと心のどこかで思うことも……」

浩輔君に会ったとき、一緒に散歩したが、加代子さんが言うように、気に入ったものが目に入ると猪突猛進する。道路の向こう側にある店先に気になるものを見つけると、左右も見ずに駆け出してしまうので、目が離せない。浩輔君の行動を追うだけでも、周囲の人間はかなり疲れるだろうと想像できた。

気に入ったものが店先に並んでいると、手で触れて、店の人に話しかけ、いやになれなれしい子どもに怪訝な目を向ける店の人に加代子さんが「すみません」と謝っている。

「浩輔と似たタイプの子ですけど、息子以上に気分の差があり、他害もある子でした。彼も、私から見て、愛情不足な面があり、あまり褒められたこともなく、叱られ続けて育ったのだろうな、という印象があります」

人から叱られないために薬で行動をコントロールする、それが精神科医や子どもに服薬させている親の一つの目的でもある。もちろん、叱られ続ける子ども時代がその子どもにとって幸福なはずはない。薬の副作用はわかっていても、飲んでコントロールできるならコントロールしたい。その思いは理解できる。しかし、実際のところ、薬でそれほどコントロールできるものなのだろうか。副作用に目をつぶってまでの効果が、本当にあるのだろうか。

第四章　発達障害者支援の在り方

重度の発達障害？　ルミさんのケース

もう一人、子どものころから発達障害という診断を受けて、服薬を始めた「ルミさん」の例を紹介する。彼女のケースは発達障害者支援の在り方を深く考えさせるものだった。そこには「当事者」を囲い込もうとする姿勢があるように、私には見えた。

ところで、私はルミさんの本名を知らない。何度も会っているし、彼女の協力で一緒に会を開いたり、発達障害者センターの職員とのやり取りで困り果てた彼女から電話で相談を受けたりしているので、信頼関係は構築されていると思うのだが、なぜか何度尋ねても「ルミさん」としか教えてくれないのだ。年齢もよくわからない。「いくつになったの？」と何度尋ねても笑って終わりになるか、ある時などは「１０２歳」と答えたりした。決してふざけているわけでもなく、年齢を隠したいというのでもなく、ただそうしたことは「言いたくない」という頑なさなのだ。

それを発達障害の「頑固さ」と言えば言えるのかもしれないが、私には別にどうでもいいことである。

しかし、そういう成行きから私はルミさんの年齢を知らない。話を聞いていろいろ逆算していくと、おそらく25、6歳といったところだろうか。

そのルミさんが発達障害と正式に診断をされたのは中学生の頃である。それ以前、小学4年生のとき、地元で有名な「発達特性に詳しい臨床心理士」に会う機会があり、行動観察をしてもらったところ、即、「典型的なアスペルガー症候群だね」と言われたそうだ。このようなかたちで即断するのはかなり問題と感じる一方、それが服薬につながらず、療育につながるきっかけとなったことは、ある意味ルミさんにとっては幸運だったかもしれない。

ルミさんは小学校4〜6年生の間、週に一度地元の療育センター（児童福祉法で定められている施設の一つ。障害のある子どもに対して治療・教育を行う）に通い、集団訓練や個別訓練を受けることができた。

「私にはここでの療育がぴったり合い、友だちとの関わり方も、前よりはだいぶわかるようになりました」とルミさんは言う。

小学生の中頃まではまったく友だちとの関係が築けなかった。どう友だちとコミュニケーションを取ったらいいのかわからず、思い通りにいかないと暴れたり、物を壊したり、クラスメイトをケガさせたりした。

「田舎の学校だったので、すっかり有名人になり、同級生だけなく、上級生、下級生からも、毎日のようにいじめを受けました」

さらにルミさん自身の分析によると、「気に入らないことがあると物を投げる、壊す、家出する、自傷行為、非常識な行動を取る」ことが多かったという。また、「同じお気に入りのものにこだわり続ける。Gパンの感触が気持ち悪くてはけない。左右を間違える。声の調整ができない。歩き方がおかしい。運動会のピストルの音や風船の割れる音、クラッカーの割れる音が苦手(聞くと大パニック)。注射が苦手(注射となると大パニック)」だったそうだ。

こうした特性も「療育」で少し改善された。そして、中学は普通学級に進んだが、いじめは相変わらず続き、荒れたクラスで学級崩壊もあり、ルミさんは中学2年生のときに転校した。それをきっかけに支援級に在籍することになった。

支援級の生徒はほとんどが「確定診断」を受けていたため、ルミさんの親も診断を求めてルミさんを地元の病院の精神科に連れていった。それがルミさんが精神科と関わることになった最初である。

検査の結果、「アスペルガー症候群」との診断が下った。そして、即、抗うつ薬SSRIのパキシルが朝と夕の2回(量は不明)処方されたのだ。

どのような症状に対して抗うつ薬が処方されたのかわからない。ともかく、最初は微量の処方で、そのときは効いているのか効いていないのかわからないレベルだったが、徐々に量が増やされ、そうなるとルミさんは1日中、眠気とだるさに襲われ、登校してもずっと寝ているような状態となった。

生活にも支障が出てきたので、医師と相談のうえ、パキシルを減らし、最終的には断薬となった。その後、自宅から遠かったため、近くの「こども病院」に転院した。

そこで「アスペルガー症候群」の診断がついていること、パキシルで体調を崩したことなどを伝えると、今度は同じSSRIのデプロメールが処方された。これも微量だったが、眠気以外の大きな副作用はないものの効果らしい効果も感じられなかった。

ルミさんは高校は特別支援学校に入ったが、その後もこども病院に通い続けた。この特別支援学校がこども病院と提携関係にあったからだ。薬は前の病院の処方を引き継いで同じデプロメールが処方されたが、前述のとおり効果はなかった。それでもなぜ薬を飲まなければならないのか、ルミさん自身わからなかったという。

この病院は「こども病院」ということで、18歳になると通院できなくなる。そこでルミさんは18歳になる前に病院を探し、地元の大学の附属病院精神神経科に転院することにした。しかし「この選択が大きな間違いだった」とルミさん。

「最初はベテランの男性の精神科医が対応し、問診と簡単な検査をしたところ、診断が『アスペルガー』から『広汎性発達障害』になりました。2度目の診察もその先生が対応してくれるのかと思ったら、今度は違う先生が出てきて、結局その先生が主治医になりました。50代くらいの男性の医師で、話もロクに聞かず毎回5分診療でした。でも、その頃私は高校生で、性に関心も出てきていて、先生に『性』に関心があると話したところ、なぜか話が盛り上がってしまいました。私が性の話をしたときだけ診察が1時間以上になる。性の話をすれば話を聞いてもらえると思った私は毎回性の話をするようになりました。その日もそういう感じで性の話をしていたんです。そうしたら、主治医が突然私の目の前で自分の性器を出して……すみません。これ以上あまり詳しいことは言いたくありませんが、要は診察室の中でセクハラされました」

ルミさんは診察後、母親にそのことを告げ、両親が病院長と診療科部長に直訴。院長と診療科部長は主治医に厳重注意をするとともに今後同様の事件が起きないように対策をたてるとのことで一件落着となった。ルミさんは別の病院に転院することにした。

「でも、この出来事は今でも大きなトラウマになっています。男性不信というか、男性恐怖というか……。恋愛関係に発展することでまた同様のことが起きるのではないかと思うと、恋愛を思いとどまる自分がいます」

病院内の話で終わっているが、正直、これは犯罪である。

転院後、リスパダールが処方される

転院したことで、新しい病院では薬が抗うつ薬のデプロメールから抗精神病薬のリスパダールへと変更になった。朝昼晩1㎎ずつを3回である。

リスパダールが何のために処方されたのか、ルミさんは医師からはっきりした説明を受けていない。もちろんこの当時はまだ適応外処方であり、副作用にはダメージの大きいものもある薬だ。ルミさんが言う。

「リスパダールを飲むようになってから食欲がすごくて、ものすごく食べるようになりました。体重がどんどん増えて、気がついたら20キロ増。それと、月経時や月経前の体調不良はもともと人よりは強く出るほうでしたが、リスパダールを飲み始めてから、もっと悪くなっていきました」

そして、診断は「広汎性発達障害」に加え、新たにＡＤＨＤが追加となった。幸いＡＤＨＤの薬は出なかったが、リスパダールの副作用なのか、この薬を飲むようになってから些細なことでイライラしたり、自傷行為やパニックも相変わらずあったため、処方が次のように変更になった。

・リスパダール（1㎎／朝・夕食後）
・セルシン（2㎎。ベンゾジアゼピン系抗てんかん薬・気分安定剤として頓服で）

このころルミさんは高校3年生で、卒業後の進路についても先生と相談する機会が何度かあった。主治医はいつもこのようにアドバイスした。

「あなたは家事をする引きこもりになったほうがいい。そうすると自分の時間も持てるし、趣味の時間に費やすことができる」

毎回そういう意見だったというのである。

「その当時はやりたいこともたくさんありました。薬の影響で眠気やだるさが常にありましたが、体調が回復したら大学にも行きたいし、働きたい。体調が悪くなったら引きこもり生活も一時的にはやむを得ないかもしれませんが、ずっと引きこもりでいたいとは思えなかったのです。ただその意思を主治医に伝えても、『目標は家事をする引きこもり』の一点張り。とうとう主治医の前で私は本気で切れて、暴れてしまいました」

その後、主治医がルミさんの診察を拒否。やむなく違う病院に転院となった。

ルミさんは地元の発達障害者支援センターの紹介で、県内で発達障害支援の設備が最も整っているといわれている県立療育センター児童精神科に転院した。ここでさらにいろいろな検査をした結果、「不注意はＡＤＨＤの特性ではなく、アスペルガーの二次障害である」ということで、薬は以前と同じ、リスパダール錠（1mg 朝・夕食後）、ホリゾン錠（5mg 頓服＝ホリゾンとセルシンは同じ成分の薬）だが、これまでセルシン2mg だったものがホリゾン5mg ということで3mg の増量となった。

そして、検査の結果を見た医師からは、「成人後も療育を受けなければならず、かなりの長期間にわたって療育と就労支援を受けないと一般就労は無理だろう」と言われた。

その結果、近くの作業所に通いながら「発達障害者支援センター」で1ヵ月に1度、個別訓練を受けることになった。

しかし、薬が増えたことにより、ルミさんの体調は悪化していった。じつは、発達障害（自閉スペクトラム症）の人の中には薬に対して過敏な反応を示す人がいる。発達障害といわれる人の排毒能力の低さが原因の一つにあげられているが、ともかくルミさんにも薬剤過敏があったようだ。薬が増えてからというもの、作業所にもろくに通えないほどの状態となり、行けば叱られてばかりである。

「まず眠気。それと、『自分が自分じゃなくなっている感』がどんどん増えていきました。そして幻聴・幻覚・被害妄想が出て、いつも誰かに見られている、見ず知らずの人に自分の悪口を言われているのでは、という妄想が始まりました。その妄想が行き過ぎて、今度は『自分はこのままでは犯罪を犯しかねない』という強迫観念が出てきました。実際警察に行き、『私は凶悪犯罪者の犯人です。逮捕してください』と言いに行ったこともありました。幻聴や幻覚、被害妄想から、誰かが付き添ってくれないと、電車に乗ることも難しくなりました」

しかし、ルミさんのこうした症状はすべて症状の悪化ととらえられ、これまでの薬に加え、セニラン錠（ベンゾジアゼピン系抗不安薬）（2mg 頓服）が追加となった。

しかし、症状は相変わらずで、幻聴・幻覚・被害妄想が治まらず、その後も何度かルミさんは警察に「逮捕してください」と言いに行ったりしている。

そして、いよいよ自分でもこれはおかしいと感じ始めた。

「これは不安障害や気分障害というよりはむしろ統合失調症ではないかと思い、主治医に尋ねました。すると、『あなたの場合はフラッシュバックや二次障害の影響からの症状で、統合失調症ではないよ』と言われました。おそらく発達障害専門外来ゆえ、こういう判断ができたのでしょう。もし一般的な精神科医が診れば、当時の私の症状は明らかに統合失調症の症状でした。一般的な精神科ではなく発達障害専門外来であることに感謝した唯一の瞬間です」

発達障害の二次障害を統合失調症と誤診するケースは現在も後を絶たないが、ルミさんがいうように、発達障害の専門外来だからこそ「二次障害」という判断が出てきたものと思われる。しかし、ルミさんの場合、「二次障害」というより、明らかに薬剤性の症状であり、いわば「三次障害」だ。

幸いなことにルミさんに統合失調症の治療が行われることはなかったが、それでも出ている症状に対して多くの診断名、薬が加わるようになった。

ある児童精神科医が私にいったことだが、「発達障害の二次障害ということで、症状を抑えるために薬が使われやすい傾向にある。発達障害の二次障害はある意味、多剤大量処方へと導く魔法の言葉だ」と。確かにその通りである。

ルミさんの診断名は、「全般性不安障害」が「社交不安障害の複合型」と変更となり、さらに「うつ病」、「強迫性障害」が加わり、その後「睡眠障害」も追加となった。

そして、睡眠障害と診断が下りてから、睡眠薬が2種類処方された。ひとつは「ロヒプノール」というベンゾジアゼピン系の睡眠薬、もう一種類はルミさんが失念していて不明であるが、そもそも前から眠気を訴えていたルミさんになぜ2種類もの睡眠薬が必要だったのか、理解に苦しむ。

「これまでの薬にプラスして、2種類の睡眠薬を飲むようになってから、もう日中眠くて眠くて。それに、感覚過敏がひどくなりました。ピストルどころかちょっとした音にも過敏に反応して、車の音もだめ。以前はなかった光の過敏もひどくなり、すべての光を拒否してサングラスがないと外出できないまでになりました。もちろん家でも昼間はカーテンを閉めていました。ほとんど引きこもりの生活です。そして、家にいてはよくオーバードーズ（薬の過量服用）もしていました」

障害者枠での就労

その頃ルミさんは相談支援事業所に通っていた。これは障害者自立支援法施行に伴い、地域生活支援事業の必須事業として相談支援事業が市町村レベルで整備された結果のもので、それまでの対象は、知的障害・身体障害・精神障害だったが、そこに発達障害も加わったかたちだ。この相談支援事業所は福祉サービスであり、他の福祉サービス同様、相談件数や利用者数によって国からお金が入る仕組みになっている。つまり、利用者確保も大きな目的の一つであるということだ。一方、発達障害者支援センターは、都道府県や市町村単位の取り組みであり、こちらは「公務」である。

当事者が就労支援、その他支援サービスを使う場合、相談支援事業所は必ず行かなければならない窓口で、ルミさんもその必要から通っていた。そしてその職員がルミさんについて、「薬をたくさん飲んでいるので、だいぶ調子が良くなった」と判断したらしい。ルミさんに障害者雇用枠での仕事を紹介したのである。

「薬をたくさん飲んでいる=良くなっている、という考えの人が多いところでした。薬を飲んでいないのは発達障害の特性がぜんぜん良くなっていないということらしいです」

ルミさんは採用され、工場で同じ作業を6時間ほど延々と繰り返す単純労働につくことになった。高校を卒業し、このときルミさん19歳。初めての就職ということもあり、本人も家族もかなり喜んだという。

「でも、薬の副作用で眠気が強く、精神的にも不安定で、さらに感覚過敏もあったりして、結局、2日目にして停職命令、解雇となってしまいました。仕事先に以前の作業所にいた当事者と職員が見学にやってきて、そのことで、当時の嫌な記憶がフラッシュバックして、パニックを起こしてしまったんです」

一般に発達障害の人はフラッシュバックを起こしやすいといわれている。ひとつには視覚優位の記憶が強いためかもしれない。嫌なことがあった瞬間にタイムスリップして(その当時に戻ること)、そのとき感じた嫌な感情をもう一度リアルに再体験するのだ。服薬はおそらくこうしたフラッシュバックやパニックを起こさないようにするためのものだったと思われるが、ルミさんにはまったく効果がなかったことになる。

フラッシュバックからパニックを起こしたルミさんが、その後、相談支援事業所に行くと、職場からこのことがすでに報告されていたらしく、

「あなたはもう普通の人と一緒に働くことはできません。重度の発達障害ですから、今後うちで仕事を紹介することはできません」と言われてしまった。

そのときのことをルミさんが次のようにメールに書いてきた。

「『認知行動療法』や『SST』、自閉症児の療育に最もよく使われる『ABA（応用行動分析）』を私もやりましたが、一般就労や一般市民との交流を目当てとしたものというより、あくまで特別支援社会、つまり『福祉中心で、閉鎖的で保護的な環境で生きていくという前提』での訓練でした。しかし、私は特別支援社会で一生涯、ずっと守られた生活ではなく、あくまで一般就労や一般の社会の中で生きていくことを目標にしていました。でも、それを望めば望むほど、薬を飲んでいたせいもあっていろんな症状は出てくるし、それを見た医師や事業所の職員は、あなたには無理だとレッテルを貼るばかり。県で1番の発達障害の専門家といわれる発達障害者支援センター長も、私にはまったく何の役にも立ちませんでした」

そしてルミさんの状態は、日を追って悪くなっていった。このころは、外出するにも誰かの助けがないとままならない状態だった。

これは薬のせいではないか？　そう感じたルミさんは、結局、飲んでいた薬5種類を一気にやめてしまった。当然激しい離脱症状が現れ、体が硬直し、家の中でも歩行に支障が出るほどになった。感覚過敏も激しくなり、身体中に虫が這っている感覚が昼夜を問わず続いた。

身体が動かず、気分は完全なうつ状態。3ヶ月ほぼ寝たきりの生活となった。それだけでなく、幻視もあった。黒い影がいたるところにいて、家の中には100人以上の幽霊がさまよっていた。誰かに見張られているような感じがいつもしていた。

あまりに辛いときは頓服でリスパダールなどを飲んだが、定期服薬はせず、何とか乗り切った。3ヶ月を過ぎるころには不安感は残っていたが、一応外出できるくらいまで回復した。それでも光や音への過敏は残ったまま。さらに「自分は臭いのではないか?」という自己臭恐怖症のような症状も出はじめた。

「結局、薬をやめてから、普通に外出したり、人と会えるようになるまで、3年かかりました。途中、東日本大震災にも遭い、回復が遅れたこともあると思いますが、それでも精神科の薬を飲んでよかったことは何一つなく、私の場合、副作用、離脱症状、マイナスのことばかりでした」

つながり続けなければならない精神科

薬をやめたといってもルミさんは、その後も公的支援の必要があったため、精神科とまったく縁を切るわけにはいかなかった。公的支援の申請の際には、医師による診断書が必要で、それを書いてもらうには医療機関とつながっていなければならないからだ。

ルミさんはそれまでは児童精神科に通院していたが、年齢的に「児童」ではなくなったため、県で一番大きな精神科の星和病院(仮名)に転院した。

そこでの診断はアスペルガーから重度自閉スペクトラム症になった。他の精神疾患はない。そして、医師から、初診の際、いきなり薬の話が出た。

「その女医さんによると、現在の私の状態を診る限り、私は一生薬を飲み続けなければいけない、特に毎食後のＳＳＲＩは欠かせないと言われました。薬はそのときもう飲んでいなかったので、それについて相談をしようとしたら、薬は先生のほうで判断して調整するので患者の意見は関係がない。とくにあなたの場合、単剤ではなく、頓服もあわせて何種類か飲まなければいけないだろうねと言うんです」

患者から特に精神症状で困っているといった訴えもないのに、なぜ薬が必要なのか……？　特に「自閉スペクトラム症」は薬での治療ではなく、環境調整や個々の状態に合わせた療育等が先のはずだが、ルミさんの主治医はまず薬ありきの対応だった。

しかも、このころルミさんは障害者向けの職業訓練校に通っており、周囲は教師を始めみな、当事者は精神科に通院し服薬をするのが当然という考え方の人が多かった。実際、ルミさんが体調を崩した時、精神的な症状でなくても精神科に通院するよう指示が出たことがあったくらいだ。こうした状況から逃れるためには、セカンドオピニオンの医師を探して、意見を聞く必要があった。

「あせってあれこれネットなどで探したのですが、なかなか見つからず、しかも、県では、発達障害の患者を診てくれる病院は基本的にどこも紹介制なんです。つまり通院先の病院があればそこで診断書と医療情報提供書を書いてもらわないと受診できない。かといって初診ということになれば『発達障害者支援センター』や『相談支援事業所』を通さないと受診させてもらえません。つまり、事実上、セカンドオピニオンができない仕組みになっているんです。どうにも出口がなく困りました」

そんなとき、知人から隣県のあるアレルギー専門の原クリニック（仮名）はどうかという情報をもらった。病院のＨＰを見てみると、西洋薬での治療よりむしろ漢方や代替療法に力を入れている病院であることがわかった。藁にもすがる気持ちで電話をして、

「病院では既に自閉症の診断を受けています。現在通院中の精神科で、ＳＳＲＩや安定剤を飲むようにと言われたのですが、以前薬を飲んでも治らず、かえってひどい副作用になんども苦しめられた経験があるのでもう薬は飲みたくないです」と相談をした。すると、原医師(仮名)からともかく受診するようにとの返事だった。

ルミさんは片道２時間半かけて、バスで隣県のクリニックまで出かけて行った。

受診し、ルミさんのこれまでの経過を聞いた医師は、

「あなたの精神的な症状については西洋薬はいらないと思うよ。体質改善を行えば特性の部分もだいぶ緩和されると思う」

との意見。その日は漢方薬が２種類処方され、さらに「慢性的な生きづらさは電磁波が関係しているかもしれない」とのことで、電磁波対策の方法を教えてもらった。

テレビ、パソコン、携帯電話、電子レンジ、その他たくさんの電磁波が私たちの環境には飛んでいる。電磁波は人体に有害であり、さまざまな精神的肉体的症状の原因になりうるので、それを遮断することで体調がぐっと良くなるという考え方だ。

発達障害、とくに自閉スペクトラム症といわれる人のなかには、食物、化学物質等にアレルギーを持つ人が多く、電磁波への反応も過敏なことがある。

ともかく、ルミさんは原医師の指導に従い漢方薬、そして、この電磁波対策を実行した。電磁波の

ほうはいまいち効果がピンと来なかったが……。

「私には漢方が合っていたみたいで、回復には目を見張るものがありました。フラッシュバックで時々情緒不安定になっていたのですが、漢方を飲み始めてわずか3日でフラッシュバックがかなり少なくなりました。また、当時婦人科で『月経前症候群』と『月経困難症』と診断され薬を飲んでいましたが、それも1ヶ月もしないうちに婦人科の先生から両方とももう大丈夫といわれて、婦人科へは行かなくていい身体になりました」

ルミさんはこのアレルギークリニックに通う前から、いくつもの代替療法を試していた。フラワーエッセンス、食事療法、マクロビ、アロマ、マッサージ、温泉等々、良いといわれているものはありとあらゆるものを試してみた。

ルミさんがいう。

「発達特性や二次障害、医原性三次障害、行動面の症状から立ち直ることができたのは、精神科で標準的な治療とされる薬物療法、あるいはカウンセリング、認知行動療法によってではありませんでした。自分でいろいろ試してみて、自分に合ったものを取り入れてやってきたからよくなったのだと思います」

さあ、これで精神科とは縁が切れる。ルミさんはそう思った。

しかし、である。

相談支援事業所の恐るべき〝支援〟

一応、アレルギークリニックの原医師に主治医になってもらったことで、ルミさんは今後のことは解決できると思っていた。しかし、通院先が「精神科」でないことが問題となった。とくに相談支援事業所の職員にそのことが知られてからというもの、頻繁に電話がかかってくるようになった。

「どうして星和病院に通院しないの?」

「主治医の女の先生はルミさんのことをすごく思ってくれるとても優しい先生だよ」

「先生は、薬を飲み続けたほうがいいと言っているから、頑張って毎月通院して、お薬を飲んでしっかり治しましょうよ」

相談支援事業所の職員はルミさんの自宅にまでやってきて、話の流れでそのまま星和病院に強引に連れて行かれそうになったこともあったという。

そもそも相談支援事業所の職員の仕事とは何なのか? 発達障害者支援センターの仕事とは何なのか? そして、真の意味での発達障害者支援とは何なのか。ルミさんの例はそうしたことを深く考えさせる。ルミさんが言う。

「相談支援事業所や発達障害者支援センターの支援者は私が失敗すると、失敗した際の丁寧な振り返りはせず、すべて『社会が(発達障害者を)理解しないのが悪い!』と言いました。何でもかんでも社会のせいにして、決して自分たちの支援が間違っているとは考えないんです。そして、何かといえば精神科、医師の言う通りにしていればいいという考えで、薬を飲んでいれば間違いはないというスタンスです。薬を飲まないのは『病識がない』から。だから薬を飲んで、治しましょうと。私がいくら薬でひどい目にあったと言っても、信じてくれません」

つい先日も相談支援事業所の職員からルミさんは次のように言われたという。

「あなたは病識がない。発達支援センターに行って、もう一度アセスメントしてもらったほうがいい」

発達障害者支援センターの当事者無視の対応

「そう言われて、しぶしぶですが相談の予約を取りました。いつもなら数ヶ月待ちなのに、今回に限って、翌日予約を取ることができて、相談員にあってきました。そのときに、今は隣県のアレルギークリニックの原先生にかかっていると言うと、発達障害者支援センターの職員も相談支援事業所の職員同様こう言うんです。うちに来ている人は星和病院に行っている人が多いけど、みんな体調がよくなっている。うちに来ている人で薬の副作用で体調を崩している人は見たことない。星和病院は発達障害支援においては支援体制が整ってるからね。とにかくドクターも臨床心理士もレベルが高く、質の高い医療を提供してて本当に見習うことばかりだって」

精神科受診をしつこく勧め、そこでの「治療」が絶対であるという姿勢。さらに、フラッシュバックからパニックを起こしたあのたった一度の出来事から、センターの職員は、「あなたは今は社会に出れるような状態ではない。福祉就労もまだ難しいため、まずは服薬治療しながらデイケアで訓練を受けるべきだ。発達障害は精神安定剤で日常生活に支障がないレベルまで症状を抑えることが可能なので、ぜひ飲んでほしい」の一点張りだ。

ルミさんが、精神安定剤より漢方薬のほうが合っていると主張すると、

「原先生は精神科ではないから行かないほうがいい。原先生のところに行っても治らない。原先生の

ところに行くくらいなら、ちゃんとした病院（精神科のこと）に行って合う精神安定剤を見つけるべきだ。見つからない場合は、入院してどの薬が合っているかを探すこともできる」

さらに、発達支援センターの職員は、ルミさんがやっている活動――じつはルミさんは発達障害の当事者を集めてときどき会を開くという活動を少し前から始めていた――についても口を出してきた。

「いまやってる活動はやらないほうがいい。あなたの活動に関わっている団体（ある発達障害者支援団体）の人に、あなたの今の症状を伝えて、活動をしないよう苦情を入れてやるから、担当者の名前、役職、住所、電話番号を教えなさい」

「あまりにも人を小馬鹿にした言い方だったので教えませんでした」とルミさん。

さらに、この職員は

「今すぐ星和病院に受診の予約を入れなさい」と命令したというのだ。いま、この目の前で、と。

ルミさんは仕方なく、星和病院に電話を入れた。

「カウンセリングとデイケアを受けたいから受診の予約入れたいんですが」

ルミさんはその内容で予約を取った。

そのことを職員は聞きとがめ、「カウンセリングとデイケアを受ける必要があるかどうか判断するのは精神科医だ！　あなたのやってることはドクターに対する反逆行為だ！」と怒鳴られたという。

そして、こう言われた。

「結局、あなたは自分の思い通りの治療を受けられないから行くのをやめたんでしょ？　でも、はっきり言ってそれは身勝手というものだ。ちゃんと主治医の指示通り服薬すれば、発達障害の『症状』

も治るし、カウンセリングやデイケアを受ければさらに早く治る。薬は、発達障害の人に飲ませても科学的に安全と証明されている有効な治療法です。それで状態が悪化することはあり得ません」

最後に、相談支援事業所の人に今日話したことの報告と星和病院の受診日が決まったら発達支援センターにも連絡するようにと命令されて、その日の相談は終了。

「発達支援センターには久々に行ったのですが、こんなところ二度と行きません。それにしても、発達支援センターで出た話のうち、幾つかは私が知らせてないこともあるのに(服薬のことや現在の状態など)、全部知っているようでしたのでとても不思議に感じました。ぜんぜんそんな話、した覚えがないのに……。誰かが今の私の状態を報告したとしか思えないほどです。情報の共有とかで、個人情報筒抜けなんですかね」

支援という名の囲い込み

ルミさんにこのような対応をしたのは、発達障害者支援センターのルミさん担当の専門相談員である。心理学系の資格所持者で、成人当事者の職場適応支援や就労支援を担当している。一応専門職だが、薬についての考え方や発達障害に対する認識が極端で、かなり偏っているとしか言いようがない。「発達障害イコール投薬」という認識は、現在の精神医療でさえ認めているものではない。そもそも薬で発達障害が治るという認識を持っていること自体、疑問を抱かざるを得ないものだ。

支援センターや相談事業所の職員にありがちのことだが、こうしたことの背景には「医療」「専門家」への「盲信」がある。医者の言う通り薬を飲んでいれば間違いはない。医師が出している薬なのだから、飲む「べき」である。飲んでも安全であるに決まっている。こうした硬直化した思考は、思考停止の状態ともいえるし、そもそも当事者に本気で関わろうという姿勢とは程遠い。薬さえ飲んでいれば「安心」であり、自分たちの仕事は「服薬管理」であるとでも考えているかのようだ。

もちろん、この話はルミさん側からの話にすぎず、私は取材を兼ねてこの職員の真意を聞いてみたいと思ったが、ルミさんが反対した。これ以上、この職員ににらまれたら、何をされるかわからない。恐いのでそれはしないでほしい、と。すでに縁の切れた支援センターならいいかもしれないが、今後もその土地に住む限りさまざまな場面でつき合わざるを得ないのであるから、無理強いはできない。

しかし、肝心なのは当事者であるルミさんがこうした「支援」をどう受け止めているかだろう。それはつまり、職員の服薬強要と医療信仰。そして、当事者である自分を信頼していないという思いである。

そもそも医師からして、発達障害ということで「就労は無理」と決めつけている。ルミさんが主治医に言われたという「あなたは家事をする引きこもりになったほうがいい」という言葉。まだ二〇歳前の若者に、将来を決定づけるようなことを医師という立場の人間が口にする、この医師こそ人の人生(の一時期)を大きく左右する自分の判断の重大性がわかっていない。

さらに相談支援事業所の職員も、薬を飲んでいるという事実のみで体調が良いと判断し、本人の状態をきちんと把握することもできないままに就労支援を行い、結果、ルミさんが薬の副作用もあってかパニックを起こすと、今度は「もう仕事は紹介しない」と背を向けてしまう。そしてそのたった一度の失敗から、「もうこの人は一生薬を飲んで、自立できない人」と決めつけたかのような対応をする。

こうした「支援」が本当に、当事者にとって真の「支援」となっているのだろうかと大いに疑問である。

ルミさんの希望、「一生守られた生活ではなく、あくまで一般就労や一般の社会の中で生きていきたい」という自立への思いが「支援」されることはないのである。あなたは重度の障害者なのだから、守られながら、無理をせず、薬で症状を抑えることを第一に、静かに生きていけばいい……。これが「発達障害者支援」のあるべき姿なのだろうか。

東京のある子ども発達センターの所長を取材したとき(仮に平田さん)、あまり大きい声では言えないが……と平田さんは前置きし(そのため匿名の取材を条件に)、次のように言っている。

「所長という立場の私が言うべきことではないのですが、職員のやっていることを見ていると、特性を見つけることが仕事のように考えている人が多いような気がします。発達障害を見つけ出すことを仕事にしているというか。たとえば、食い入るように人を見ていたというだけで、この子は『視覚優位』で、だから発達障害だというやり方です。障害を見ないでその子どもを見てほしいと思うのですが、発達センターというものがそもそもそういうところなのかもしれません。職員は発達障害について勉強すればするほど、そういう傾向が強いです。本当のプロフェッショナルというのはそういうものではないと思うのですが」

平田さんは、自身の置かれた立場と、一種の社会現象にもなっている発達障害バブルという現状と、悪気のない職員の熱心さのあいだに身を置きつつ、所長としての本音をにじませた。

ところで、ルミさんだが、地元の県の病院を受診すると相談事業所の介入を受けると考え、隣県の精神科を飛び込みで受診。現在はそこに通院していることにしている。それでも何度も何度も相談事業所の職員から、「県外の病院だと、精神科医と現在の病状や就労可否に関して相談したり、受診同行や服薬支援ができないので、県内の星和病院を受診するように」と言われ続けている。つまり、ルミさん自身の問題は現在もまだ解決していない。

第五章　10年以上薬を飲んでもちっともよくならない

兄弟3人みんなADHD

荒木綾乃さん（43歳）には息子が3人いる。そして、3人がともに「ADHD」という診断を受け、ともに薬物療法を現在も受けている。通院先は公立の子ども専門総合病院の児童・思春期精神科だ。

長男（一司君・仮名）は現在高校2年生（17歳）、二男（智樹君・仮名）は中学2年生（14歳）、三男（優斗君・仮名）は小学6年生（12歳）で、服薬状況は以下の通りである。

一司　コンサータ…27mg×2（朝）
　　　レボトミン…5mg×2（朝夕）
　　　リスペリドン…1mg×2（朝夕）

智樹　コンサータ…27mg×2（朝）
　　　レボトミン…5mg×1（朝）
　　　リスパダールOD（崩壊錠）…1mg×2（朝）

優斗　コンサータ…27㎎×２（朝）
ストラテラ…10㎎（夜）
リスパダールＯＤ…１㎎×２（朝と下校後）

３人ともにコンサータを54㎎飲んでいる。この54㎎という用量は、18歳未満の子どもに処方できる最大の用量である。さらに二男と三男は、同じＡＤＨＤ薬のストラテラを併用している。そのうえに、抗精神病薬のレボトミンやリスペリドンも飲んでいる。

荒木さんが言う。

「私は毎日発狂しそうな生活を送っています。とくに二男はいま、薬が効いている感じがまったくしません。とくに薬の切れている朝の時間帯、起きた途端に３人が獣のように『うわあ～』と叫ぶ、その騒ぎが耐えがたい。正直、もうこっちが発狂しそうなくらいです」

小学校入学前にリスパダール、リタリン開始

長男の一司君は３歳児検診で保健師から声をかけられたのが受診のきっかけとなった。他の子どもたちの先頭に立ち、検診会場を元気よく走り回った。その騒がしい姿が保健師の目に止まったのだ。保健師はまず荒木さんに「相談に来ませんか」という言い方をした。しかし、そのときは断った。

もちろん、それまで家にいても一司君は「常に動いている」「目と目を合わせない」「手に何か（たとえばコップなど）を持たせて抱っこしていると、コップで顔をガンガン叩いてくる」「目に入るものは

すべて手に取り、投げ出す」「シンクの下の扉を開け、鍋などすべてを外に出してしまう」――そんな状態だったが……。

「確かに困ってはいたんです。いつも片づけ物ばかりしていましたから。でも最初の子ということもあって、赤ちゃんてみんなこうなんだろうと思っていました。それでもその後も何度か声をかけられて、やっぱり普通じゃないのかなと……」

荒木さんは結局、市の育児相談に顔を出し、月に1度、長男の様子などを相談。ほぼ1年間通い続けた。結果、保健師から「この1年見てきたけれど、やっぱり病院に行ったほうがいい」との助言を受けたのだ。荒木さんは紹介された市の療育センターを受診した。

「小児科の先生だったんですけど、私からADHDですかと訊ねたのです。でも、違うということで、そのときは特に診断名もないまま、しばらく通いました。私の話もよく聞いてくれる先生で助けられました。でも、1年くらい経った頃、こういう状態だと小学校に入ってから本人が苦労するということで、薬を飲むことになったのです」

処方されたのは抗精神病薬のリスパダール、0・2mg。

「それを飲んだら、ものすごーく静かになったんです。『おいで』というと、私のところに来る。『手をつなごう』というと手をつなぐ。それまで3秒も手をつないだことがなかったので、涙が出るくらいうれしくて、なんていい薬なんだろうと思いました」

しかし、薬の効果は1年ほどで、少しずつ元の状態に戻っていってしまったという。

そこで、今後はリタリン（メチルフェニデート）が処方された。小学校入学の2ヶ月前である。荒木さんの記憶があいまいだが、たぶん10㎎錠の半分～4分の1ほどの用量だ。

一司君は現在17歳なので、今から11年ほど前のことである。当時はまだコンサータが発売されておらず、ADHDにはリタリンが処方されていた。そして、リスパダールはそのまま継続で服用した。

しかし、状態はあまりよくならなかった。そこで薬の増量となった。しかし、リスパダールを増やしても、あまり変化がない。多動と騒がしさと、さらにウソをつく、盗みをする……。言っても言ってもいうことをきかず、ついに荒木さんは一司君を叩くようになった。大声で叱り、教え、それでもまったく行動が改善されない。

「今から思えばなんですけれど、3歳児検診のとき保健師さんに声をかけられたことが大きかったような気がするんです。この子が変な子だから声をかけられたんだ、とそういう認識になってしまった。それまでは長男の行動にもそれなりに対応できていたのが、どうしてそうなの？　って思うようになった。どうして物を投げるの？　どうして他の子のようにできないの？　って。あんたがこんなだから、私が言われるんだと、子どもに対してそんなふうに感じて、それでイライラして手が出てしまったんだと……」

結局、荒木さんはこのままでは虐待がエスカレートし、わが子を殺しかねないと判断した。そして、自ら児童相談所に通報、一時保護をお願いすることにしたのだ。一司君がそろそろ小学校2年になる2月のこと。家に戻ったのは1年半後のことである。

それにしても、すでに服薬が始まっていたにもかかわらず、結局、状態は改善されず、このような結果となった。服薬はこうしたことを阻止するためのものでもあるはずだが、だとしたら、この服薬にはどんな意味があったというのだろうか。

さらに、一司君の対応に苦労しながらも、この頃すでに二男、三男が生まれており、二人ともほぼ一司君と同じような状態だった。どうしてどうして……。疑問符ばかりが頭に浮かんだという。

「じつは一司は生まれたとき、新生児低酸素症でした。幸い軽かったようで、あとで看護師さんから、じつはちょっと危なかったのよと言われて知ったくらいです。でも、育っていく中でこういうことになっていき、これが原因だったのではないかとかしばしば考えるようになりました。でも、二男三男は低酸素ではなかったけれど同じような状態です。じゃあ、関係ないんだろうか、だとしたら、何が悪かったのか……周囲の人からも、あのときのこれが悪かった、あれが悪かったといろいろ言われて、そういう話をされると、いまだに傷つきます。ある人など、ポテトチップスを食べさせたからだとか、コーラを飲ませたからだとか……。でも、3人が3人ともそうでしたから、本当にどうしてなんだろうと。宗教の勧誘を受けたことも1度や2度ではありません。長男は座禅でもすれば落ち着くんじゃないかと思って、70万円も使って3か月間、お寺に入れたこともありました」

さらにサプリメントや代替療法、発達障害の親の会、講演会、ありとあらゆるものを試してみたが、何一つ納得できるものはなかった。

児童相談所の一時保護から一司君が家に戻ってきたときは、すでに小学4年生になっていた。そして、二男は7歳、三男は5歳。2人だけでもすでに家の中は「狂乱状態」に陥っており、そこにさらに長男が加わったらどうなるか。考えた末、荒木さんは、東京都下の山の中の一軒家に引っ越すことを決意したのだ。静かな環境で、そこなら3人がどれほど騒いでも、大声で喧嘩をしても、それこそ殴り合いになっても、近所迷惑になることはないと考えたからである。

「実際、すごい騒ぎなんです。顔を殴ったり、お互いに怪我も多い。家の中は血しぶきの跡が壁にあちこちに残ってます」

一司君が中学1年生のときのことだ。いつものように家じゅうで騒動が始まった。きっかけは、よくわからない。とにかく、ちょっとしたことで一司君が切れ、気が付くと弟が一人床に倒れているという状況である。一司君は父親には手を出さない。ターゲットは主に二人の弟、そして、間に入って喧嘩を止めようとする母親だ。

「私が彼を殺すか、彼に殺されるか、あるいは彼が誰かを殺してしまうか……。本当にそういう状況まで行きました。もうこれは私にはどうにもならないと思い、病院に電話をして、無理を言ってその日のうちに長男を入院させてもらったのです」

現在はその病院が通院先となっている。入院は2ヶ月間だった。しかし、退院してきても暴力はおさまらず、半月で再び入院となった。そのときに抗精神病薬のレボトミンが追加となり、それは今でも飲んでいる。

「レボトミンが入ったときは少しマシになったように感じました。でも、今ではもう薬が効いているような感じはまったくありません。薬を飲んでいるから余計にキレやすくなっているように思うのですが、主治医に聞くと、気のせいだと」

暴力は今でも続いているという。とくに薬を飲み忘れた日はたいへんなことになる。家じゅうのガラスを割る。これまで破壊された電化製品は数知れず。さらに、盗癖もある。盗んだものを金額にすれば100万円はくだらないのではないかと荒木さんはいう。

ちなみに、コンサータの添付文書には次のような「重要な基本的注意事項」がある。
・攻撃性はADHDにおいてしばしば観察されるが、本剤の投与中にも攻撃性の発現や悪化が報告されている。投与中は、攻撃的行動の発現又は悪化について観察すること。
・通常量の本剤を服用していた精神病性障害や躁病の既往がない患者において、幻覚等の精神病性又は躁病の症状が報告されている。このような症状の発現を認めたら、本剤との関連の可能性を考慮すること。投与中止が適切な場合もある。

二男も小学校入学前から服薬開始

さらに二男の智樹君である。普段はわりに淡々としているが、ちょっとしたことで興奮し、興奮し始めるともう手が付けられなくなる。そのため、智樹君も小学校入学直前から服薬が開始された。

一応ADHDの診断がついているが、荒木さんから見ると「アスペルガーっぽいところがある」という。

「3、4歳の頃だと思うんですけど、靴下のはき方を教えていたんですね。そうしたら、靴下に毛玉ができていて、それをじーっと見ていると思ったら、『雪みたい』って。『あー、雪だ、雪だ。群馬に行ったときにお墓に雪がいっぱい積もっていた』って。確かにその少し前に群馬に旅行に行った時、そういう景色を見ました。それを思い出したんでしょうね。そうしたら、今度は『ゆうきやこんこ』

と歌いだす。踊りだす。靴下はくのなんて忘れてしまって、彼の頭の中には雪の世界がある。私、このとき、この子、すごいなあって思ったんです。ああ、こういう頭の構造になっているのかって。そう思ったら、歌っている彼を止めることはできませんでした。小さいころは可愛いし、それでいい。でも……」

荒木さんはこうつづけた。

「今はもうそういうわけにはいきません。トイレに行く途中にあるものを見つけて、それに見入ってしまう。で、トイレに行くのを忘れてしまう。30分くらいそんなことを平気でやっていますから、しょっちゅう遅刻です。分刻みの生活はできない。でも、やらなければ社会生活は送れません。それでついつい私も怒鳴ってしまうんです」

じつは智樹君がいまは一番手を焼いている子どもである。薬もいろいろ変化したのがこの二男だ。

「長男と三男は似たタイプです。多動で暴力もありますが、スーパーポジティブシンキング。俺、頭悪いけど、目はいいよ、となんでも肯定的にとらえて、落ち込むということがない。お友だちもたくさんいます」

しかし、智樹君は友だちがほとんどいないという。薬を飲む前は「刃の鎧を着ているような子で、薬が入ったら暴力はなくなりましたが、あの雪の話のような奇妙な行動は残りました」。そういうタイプなので「変な子」「理解不能」と周囲からは思われているようだ。

智樹君の薬はコンサータとストラテラ、レボトミン、リスパダールである。コンサータとストラテラの併用は添付文書では「併用注意」になっている。互いに薬の作用が増強する恐れがあるためだ。

そこで智樹君が小学校3年生のとき、医師と相談のうえ、どちらかを中止しようということになった。荒木さんとしては「コンサータの切れ目が辛い」（コンサータの場合、薬の効果の切れ方がくっきりしており、症状に劇的な変化がある。とくに二男の場合、それが顕著だった）ので、ストラテラに絞りたいと医師に告げ、その方向で薬の調整が行われた。

2ヶ月計画でストラテラを増やしながら、徐々にコンサータを抜いていくやり方だ。途中経過はすこぶるよかった。荒木さんいわく「普通の子みたい」になった。しかし、コンサータが完全にゼロになったとき……。

「とくかく常にごちゃごちゃ騒がしい感じになりました。注意してもわからない。会話もまどろっこしくなり、徐々にまともな会話ができなくなっていきました。学校ではどうしているのかと思い、先生に尋ねると、大丈夫と言っていたのですが」

そんなある日のこと、ちょっと様子が変だからすぐに来てくださいと学校から電話があった。

荒木さんが駆け付けると、教室の一番前の席で、智樹君は机に上体を突っ伏して、両手を脇にぶらぶらさせている。しかも、冬だというのに上半身裸になって、着ていたトレーナーを頭にターバンのように巻き付けていた。

荒木さんが智樹君の前に立ち、薄眼で見上げた彼に「帰ろう」と声をかけた。すると智樹君は「はい」と素直に言って立ち上がり、そのままおとなしく家に帰ってきたという。

「智樹にはストラテラは合っていないと思うと主治医に言いました。医師も認めて、結局コンサータを戻しましたが、それから1年間、本当に変でした。薬を戻しても、すぐに元のようにはなりません」

後になって知ったことだが、ちょうどコンサータを切って、ストラテラに変更された頃のこと、近所の人から聞かされたところによると、智樹君は同級生の女の子を階段の一番上から突き落としたことがあったらしい。女の子はかなりのけがをしたというが、当時そのことは荒木さんの耳には入らなかった。もちろん、この話を聞いたとき慌てて女の子の家に出向いて謝罪した。

また、定かではないが、小学校4年生の頃、つまりコンサータを断薬して戻したものの状態が戻らなかった時期、智樹君の全身に痣があるのを荒木さんは発見した。いじめられていたに違いない。しばらくすると「学校に行きたくない」と智樹君はいい出し、荒木さんは教師との話し合いを重ねる中で、なんとかいじめの問題を解決していった。

「いじめはたぶん、智樹が奇妙な言動をするからだと思います。からかいを真に受けて、それで喧嘩になって、集団を相手にしたんだと思います」

ストラテラの攻撃性、コンサータの断薬

女の子を階段から突き落としたのは、もしかしたらストラテラの副作用の「攻撃性の増大」かもしれない。あるいはコンサータを断薬したことで、ＡＤＨＤの症状である衝動性や攻撃性が出てきたということだろうか。それともそれは、向精神薬によくある離脱症状からの衝動性、攻撃性だろうか。

ストラテラの添付文書には確かに、「攻撃性、敵意はＡＤＨＤにおいてしばしば観察されるが、本剤の投与中にも攻撃性、敵意の発現や悪化が報告されている」との記述がある。

なら、離脱症状の可能性はどうか。ヤンセンファーマが作成したコンサータの添付文書には、薬を減らしたり、やめたりすることに関する記載は一切ない。そこで、ヤンセンファーマに電話で確認をしたところ、この薬は一気にやめても問題はないとのことである。離脱症状について尋ねると、「小児を対象とした試験ではそういった報告はない」との回答。最大用量の54㎎の服用についても同様で、一気にやめても問題ないというのだ。

ドーパミンに作用する薬、中枢神経を刺激する薬に離脱症状がないというのは、私にはあまり化学的とは思えないのだが、ともかく製造販売元ではそういう見解である。

しかし、私の知人の子どもで、母親が医師に薬への不安を口にすると、あっさり「じゃあ、やめてください」と言われてコンサータ27㎎を一気に断薬をした子ども(小学3年生)がいる。夏休みということで親としても薬なしでできるか試したかったとのことだが、コンサータを切った途端、ものすごい食欲が出て(これは食欲減退という副作用から解放されたためだろう)、強い倦怠感を訴え、さらに夜尿が始まったと母親から聞いた。これでは二学期になったとき苦労するということで、すぐに再服薬となった。

倦怠感はコンサータが「覚せい剤」であることを考えると大いにあり得る症状である。また、夜尿はＡＤＨＤの子どもの3割に見られる症状といわれているが、薬をやめたことでその症状が新たに(服薬以前はない症状だった)出てきたということだろうか。ともかく、薬を中止したことで出てきた症状は、薬の中止が原因と考えるのがごく一般的なとらえ方だが、それを離脱症状と考える人は、医師も含めてそう多くない。

しかし、脳内のドーパミンを増やす薬を突然断薬することの危険性は、ドーパミンの取り込みを遮断する抗精神病薬（つまり脳内のドーパミン濃度は下がる）を一気に中断することの危険性と表裏ではないのか。抗精神病薬の減薬は「薬が減っていることを脳に悟られないようにゆっくり行う」のが原則なのだ。だとしたら、中枢神経刺激薬も同様なのではないだろうか。

この点、前出のウィタカーの『心の病の「流行」と精神科治療薬の真実』には次のようなくだりがある。

「（中枢神経）刺激薬のせいで子どもたちは、日常的に興奮状態と不安状態を行き来するようになる。子どもが薬を飲むと、シナプス内のドーパミン濃度が上昇し興奮状態が生じる。すると活発になり、集中力が高まり強い興奮状態を示すこともあれば、不安で落ち着きがなくなり、攻撃性や犯行性を示す、眠れないといった状態になることもある。さらに激しい興奮症状として、強迫行動や軽躁行動なども生じる。だが薬が脳内から排出されると、シナプス内のドーパミン濃度が急激に低下するため、疲労、嗜眠、無気力、社会的引きこもり、抑うつなどの不安症状が現れる。患者はたいてい、毎日のように経験する『精神崩壊』を訴える」

愛したい、でも……

三男の優斗君は小学6年生だが、優斗君もまた入学前からの服薬である。長男とよく似たタイプで、興奮や暴力はあるものの、明るい性格で、末っ子ということもあり、荒木さんとしてはかわいくもあり「たいへんながらも『楽な子』」だという。

しかし、長男の一司君に関しては、自ら児童相談所に連絡を入れ、一時保護をお願いするほど子育てがうまくいかなかった。

「かわいくなくて、どうしてもかわいく思えなくて困ってました。まずは私が子どもを受け入れなきゃって、その大切さはわかっているつもりですけど、どう受け止めたらいいのか……？　朝、薬が切れたときのあの状態……もう、私のほうが気が狂いそう」

荒木さんには夫がいるが、子育てに関しては「あまり期待できない」タイプだという。荒木さんの日頃のうっぷんを聞いてはくれるが、ただ聞いているだけ。子どもたちが家の中で騒ぎを起こしていても、「ほっとけよ」と言って、出ていってしまう。

「それに、私自身、やはり発達障害的なところがあって……」と荒木さん。

小さい頃は掃除機の音が苦手だった。あの音を聞くと全身身の毛がよだつくらい、苦しい感じになったという。それと、水洗トイレ――数十年前の水洗トイレはタンクが上についているもので、ひもを引っ張ると、水が上から落ちてきて大きな音がしたものだが、それが怖くて、いつもトイレは母親に流してもらっていた。また、縄跳びができなかった。頭の回転がゆっくりしていると自分でも思っていた。

「家でも学校でもみそっかすでした」

だから、陰で努力をしたと荒木さんは言う。

「縄跳びは、隠れて特訓をしました。それでようやく人並みにできるようになったし、頭の回転の悪さはメモをたくさんしておくことでカバーしてきました」

そして、社会人となり福祉施設に就職をしたときに、そういう自分自身が吹っ切れたという。

「彼ら(施設に入所する障害者たち)を大事にすることが、自分を大事にすることだったんだと思います。だから、その仕事は大好きでしたし、それなりに評価もされました」

しかし、3人の子どもたちのこともあり、退職。いまは仕事をしていない。

「子どもたちが目の前で騒ぐと、耐えられない気持ちになります。『キチガイ!』って言ってしまうし、死んでくれとも思ってしまう。たぶん、自分はいろいろ努力して、何とか人並みになったのに、なぜそういう努力をしないんだろうって、そういう思いが根底にあるからかもしれません」

以前、服薬をして落ち着いているときに、長男に「ああいう行動はやめられないの?」と尋ねてみたことがある。すると、「やめられない」という答え。

「それで、私は『なんでやめられないの?』と聞いてしまうんです。そこがすごく苛立つ。どうしてできないのかって。でも、たぶん、本人にもわからないんでしょうね。彼のせいじゃないとはわかるんですけれど……」

「でも」と荒木さんはつづけた。「それなら、世間の人はこういう状況にどう対応するの? って思います。目の前で狂ったように騒いでいる子どもたちに、どう対応するのがいいのかって」

やめたい、でもやめられない……

「薬をやめるのがいいんでしょうね。そもそも薬が効いているようには思えないときがあります。薬を飲んでいるから、余計に騒ぐんじゃないか、衝動的になるんじゃないかと感じるときが。でも、それを主治医に聞くと、気のせいだと言われます」

ただ、荒木さんもこれまで何度か減薬にはチャレンジしてきた。医師から「気のせい」で終わりにされてしまうので、自己流でやるしかなかったが、二男のリスパダールを減らしたことがある。コンサータを断薬し、調子を崩した後のことだ。どうにも様子がおかしいので、薬のせいではないかと考え、リスパダールの減薬を思いついた。

「そうしたら、ものすごく凶暴になりました。減らし始めて半年くらいたつと、話は通じない、常にイライラしている。それこそ静かなのは寝ているときだけという状態になりました。それで、私、顔を殴られたんですね、思い切り。殴られて、眼鏡をかけていたので、眼鏡が割れた。そのときに、薬を減らすのはやめようと思いました。私だけじゃなく、同じことをよそでやってしまったら、取り返しがつかない、危険だと思ったからです」

長男の一司君はリタリンも含めると、かれこれ12年近く薬を飲んでいることになる。こんなに長期に飲んでいいものだろうか？　いつまで飲めばいいのだろう？　荒木さんが主治医に質問をすると、主治医は、

「この子の人生だから何とも言えないけれど、まずは18歳になったらやめることを考えてみたら？」

と答えたという。

「18歳になれば症状が治まるんですか？」

「いや、それはやはり、この子次第です。症状がある限り、一生飲むことになるかもしれないし、そのときのその子の状態でやめられるかもしれないけれど……でもお母さん、そんな先のことを考えても仕方がないでしょ」

あまりにあやふやな受け答えをどう受け取ればいいのかわからないが、こういう曖昧なやり取りで、なんとなく服薬が続いてしまうことはよくあることだ。医師も先のことはわからないのだろうが、あまりに無責任である。

そもそも「薬を減らしたい、薬をやめたい」という話をするだけで、医師からは「へんな母親」という目で見られると荒木さんはいう。だから、このごろでは減薬については相談をしない。

しかし、このままこれほどの量の薬を飲み続けていいわけがない、とも思う。

二男に限らず、これまで何度か他の2人にも減薬を試みたことはあったが、いずれも、目つきが悪くなり、凶暴化して、失敗に終わっている。

「薬を減らしてくれる病院は……? やっぱり……そうですよね、ないですよね。だとしたら、自分で考えてやるしかないんでしょうか。でも、薬を減らしたら、これまでもそうだったように、やっぱり、大変な状況になりますよね。3人が3人ともそうなったら、本当にもうどうしていいのか……」

減薬をするとしたら、今の生活のすべてをあきらめなければならないと荒木さんは言う。学校や友人関係、3人とも小さいころからリトルリーグに入って野球に夢中だが、そうしたこともたぶんすべてできなくなるに違いないと。

「選択肢の先にあるのは、そういうことしか思い浮かばないんです。薬を飲んでいるから野球もできて、学校にも行けて、薬を飲んでいるから一応普通の生活ができている。だから、薬を減らしたら、そういうことがすべてできなくなってしまう」

それでも……。

このままいったらこの子たちは精神病院で暮らすことになるかもしれない

「このままいったら、子どもたちは10年後20年後、精神病院で生活することになるかもしれない。いつもそう思っています。このままじゃいけない……。でも、じゃあ、どうしたらいいんだろう。どうすればいいのかわからない。薬の減らし方もわからないし」

荒木さんが言ったこの言葉のもつ意味はあまりに重い。薬を飲んでいることは心身にとっていいこととは思えない。しかし、飲まなければ、どうなってしまうかわからない。これまでの経験から他害の心配もある。また、薬をやめるとなると、学校もあきらめ、地域での生活もあきらめ、どこか人のいないところで生活をするしかないかもしれない。それを実現できるとも、それが良いとも思えない。では、飲み続けるのか？　飲み続けたら将来どうなる？　精神科病院に入るしかなくなるのではないだろうか。

向精神薬を飲み続けるということは、いずれこうした問題に行きつくことになる。出口がどこにも見つからない。たとえば、ベンゾジアゼピン系といわれる薬物を飲み続けた場合、依存の形成によりやめることがかなり難しい状態になることが多い。飲み続けていると常用量依存（医師が処方した通りの量の薬を飲んでいるだけでも依存が作られる）となり、それを抑えるためには薬の量を増やさなければならなくなる。そして、またその量でも依存が起こり、量が増える。その繰り返し。まさに蟻地獄のようだが、いずれどこかでUターンをしない限り、薬によって心身は破綻してしまうかもしれない。荒木さんが考えるように精神科病院での生活しか行き場所がなくなる可能性もあるのである。

なら、どうすればいいのか。その答えを医療が示せない限り、本来なら投薬を始めるべきではない。出口のない医療。精神医療はそう表現することもできる。そんな医療に、子ども時代から触れることは、決して子どもの未来にとっていいことではない。

荒木さんは服薬のきっかけをこんなふうに言った。

「症状があまりに激しすぎたから」

なら、どうすればよかったのか？

その答えは一様ではないが、薬以外のアプローチがほとんどないところに問題がある。どこかへ相談に行けば紹介されるのは病院ばかり。受診をすれば投薬ばかり。親も当事者も追いつめられている。

そして誘導されたその先でこうした状況に陥るとしたら？　救いはどこにもない。

第六章　発達障害狩り？　学校は病んでいる

学校現場は精神科医の助けを求めている？

「医師のための専門情報サイト　ＭＴプロ」(https://medical-tribune.co.jp/mtpronews/1506/1506048.html?_login=1#_login)というサイトに「学校現場は精神科医の助けを求めている」という見出しの記事が載った(２０１５年6月15日付)。

これは２０１５年5月に開かれた第１１１回日本精神神経学会のシンポジウムの内容をまとめたものだが、見出しは参加した現場の教師たちが発言した言葉をそのまま使用したものである。

記事よると、シンポジウムにおいて、現在学校と精神科医との連携がほとんどはかられていないので、いかに関係性を構築していくべきかが議論された、とある。

そして、「養護教諭は精神科医とつながりたい！」として、女子栄養大学の大沼久美子氏が、養護教諭を養成する立場から、現職養護教諭たちの声を届けている。以下記事を引用する。

「同氏(大沼氏)が現職養護教諭に「学校が精神科医に求めること」を尋ねたところ、精神科医療につなぐ基準やポイント、精神的な救急処置対応に関するアドバイス、連携の取り方、受診先の判断、保護者への対応に関する情報提供を求める声が寄せられた」

そのうえで、大沼氏は、「心の危機管理は日常管理が重要。日常的につながっていればこそより良い対応が可能になる」と考え、「養護教諭は精神科の医師とお近づきになりたい。どうぞ学校に来てください。先生方のクリニックを訪問させてください」と呼びかけている。

次に登壇したのは、小学校（東京都足立区立六木小学校）の現職教師である東真理子氏。彼女は養護教諭の立場から学校現場が抱える苦悩を語った。再び記事を引用しよう。

「集団になじめない、すぐにキレる、不登校、ささいな切《ママ》っかけで生じる暴力、いじめ、学級崩壊。その背景に、精神疾患の可能性や保護者の精神疾患の影響をうかがわせるケースが少なくないという。
「今すぐに、精神科医に相談できたら」と東氏は願う。
（中略）

同氏は、学校現場の1日を紹介した。連絡なしで登校しない子どもへの対応、発熱やけがなど身体的不調への対応、保護者からの相談、強迫性障害や自閉症スペクトラムなどを抱えた子どもたちに休息の場を提供し、教室から突然姿を消す子を探し回ることや、時に窓から飛び降りようとする子をなだめることもあるという。
「いろんな子どもがいろんな場面でいろんな問題行動を起こす」と同氏は言う。個別指導の比重が増しており、担任教諭単独ではなく組織で対応しているものの限界がある。「適切な対応の指針が欲しい。精神科医の助力を切に願っている」と語った」

もう一人、東京都品川区立東玉川小学校長の新村出氏も、「専門家の助言の効力は、おそらく想像を超えるものがある」として、精神科医をスーパーバイザーとして学校精神保健に参画することを呼びかけている。

こうした現職教師3人による日本精神神経学会でのラブコールともとれるような呼びかけは、現在の学校がどれほど追い詰められているかの現れだろう。と同時に、これは教師自らが教育を医療に手渡してしまったことの一つの証にもなっている。

面倒を起こす子どもたちは、精神疾患を抱える(可能性を持つ)人間である。ゆえにこれは「教育」の問題ではなく「医療」の問題である。したがって、この問題を解決するのは教師ではなく、精神科医である。そういう論理が見え隠れしている。

確かに、いま、教師たちは追い詰められている。子どもたちに関わっていたいのに、現実には提出しなければならない書類があまりに多く、そうした事務をこなすことで精いっぱい。そんな時間があれば教師本来の仕事である子どもとの関わりに使いたいが、それを許さない教育現場のシステムになっている。ある教員組合から講演を依頼されたとき、安易に医療につなぐことへの警鐘を鳴らそうとしている教師の方たちからでさえ、そうした声を聞いた。

確かに、朝早くから夜遅くまで仕事をこなし、いじめの問題、モンスターペアレントへの対応等々、問題山積である。２０１７年４月29日の『読売新聞』でも、文部科学省の調査として、公立小中学校教諭の平日の勤務時間が11時間を超え、厚生労働省が定める「過労死ライン」に達していると伝えている。

前出、杉山さんも教師とのやり取りの中で、「いま、先生たちは忙しすぎて、子どもとの関わりにおいてはまったく自信を失ってしまっている。だから、ドクターに頼りたいのでしょう」と語っていた。

また、医師に助言を求める目的の一つに、他の保護者を納得させるために、ということもあるようだ。たとえば、衝動的な行動が目立つ子どもがいた場合、教師から「服薬」を言われることがある。保護者が同意しないと、校長が直接保護者を説得する。というのも、学校の責任という問題が持ち上がってくるからだ。この子どもに万が一他害があった場合、被害を受けた保護者に対して（あるいは学校関係者を含め周囲の人々に対して）、「薬は飲んでいたんです」というエクスキューズが用意できるからだ。「薬を飲んでいたけれど、暴力をふるってしまった」というのと、「薬を飲んでいなかったから暴力をふるってしまった」というのとでは、校長という立場としてどちらが有利かということだろう。

こうしたことは、裏を返せば「薬を飲んででも大人しくしているべきである」という認識がすでに親たちを含め一般の人々のあいだに浸透していることの現れだ。

これがいいことなのか、悪いことなのか、軽々にはいえないが、少なくともそうした「大人の側」

の論理の陰で、向精神薬を飲まされ苦しんでいる子どもがいるというのは事実である。

余談だが、シンポジウムで発言をした3人の先生方には、勤務先・氏名まで公表していることもあり、「学校現場は精神科医の助けを求めている」とした発言の真意を問う手紙を差し上げたが、いまだに返事は届いていない。そこで、所属する教育長宛にも手紙を出したが、これにも一通も返事をいただくことができなかった。

教育の医療化＝排除

「医療化」という言葉がある。これはオーストリアの哲学者、イヴァン・イリッチが『脱病院化社会――医療の限界』（晶文社クラシックス、1998年）の中で扱った概念であり、本来医療的問題でなかった事象（社会的、道徳的に望ましくないとみなされた行動、嗜好など）が、近代医療の問題として取り扱われ、診断、研究、治療、予防といった治療の対象となっていくことをさす。背景には、新しいエビデンスや仮説の登場、社会や経済の変化、新しい治療法や新薬の開発、普及などがある。

発達障害はまさにこれに当てはまるといえるだろう。本来医療的な問題とされなかったものが、いまや病気とされ、治療を受ける時代なのだ。発達障害の多くの「症状」はその社会のなかで問題になるものが多い。すなわち、他国や他文化の中では問題視されないような行動が、その社会では、社会的、道徳的に望ましくないとみなされ、病気と定義される。たとえば、ＡＤＨＤのような行動に対しては日本にくらべラテン系の国のほうがずっと寛容である。さらに治療薬の登場も発達障害の「医療化」に一役買っている。

そして、医療化は教育の現場にも浸透している。授業中じっと椅子に座っていることのできない子どもはＡＤＨＤという「病気」であるから、「治療」を受けさせねばならず、医療的な問題を抱えている子どもはもはや「教育」の場で扱うことは難しいとされる。いってみれば、「教育の医療化」とは、「排除」という行為をきれいに見せるための理論として成立しているということだ。

その子どもの落ち着かなさの原因はどこにあるのかの考察は一切行わず、出ている症状のみに焦点を当て、「病気」としてしまう。出ている症状は、氷山の一角にすぎず、その下には、そういう行動をとる多くの理由が隠されているにもかかわらず、である。

これは、困った行動を起こす個人に焦点を当て、その個人を医療につなぐことで問題解決をはかろうとする姿勢である。問題はその子ども個人にあるのではなく、学校全体、あるいは社会全体にあるのかもしれないにもかかわらず、「病気」という視線で扱えば、その子ども一人の個人的問題となり、社会的問題を矮小化できるのだ。

これはなるほど、しごく便利な理論である。誰からも非難されない。「病気」の人間を「医療」につなぐことを非難することはなかなか難しいことだからである。

しかし、『脱病院化社会』の中でイリッチは、専門家だけに医療のコントロールを任せておけば、医原病という破壊的影響を人々はこうむるといい、その被害は日々拡大していると、医療任せにすることの危険性を述べている。そして、そうならないためには、医師ではなく、素人が可能な限り広い視野と有効な力とをもつべきであると主張しているのだ。つまり、子どもたちを医療に手渡すのではなく、周囲の大人たちが広い視野をもって彼らのことを理解し、何らかの有効な手段を模索すべきであるということだ。

以下に紹介するスクールソーシャルワーカーは、まさにその姿勢を貫いている。彼女の奮闘ぶりを紹介する。

本当に薬で解決するのだろうか？　あるスクールソーシャルワーカーの闘い

スクールソーシャルワーカー、あるいはスクールカウンセラーというと、多くが「医療への橋渡し」的存在であるという印象を私は抱いている。教員組合で講演を起こった際も、現場の養護教諭から「スクールカウンセラーに相談をもっていくと、すぐに医者に連れていってしまう」という声を聞いた。

そんななか、２０１５年６月23日の『読売新聞』夕刊に「全小中高にカウンセラー」の記事が掲載された。それによると「文部科学省は全国の公立小中高校にスクールカウンセラーやスクールソーシャルワーカーを配置する方向で検討を始めた」というのである。現在、公立の小中高校は計３万５０００校あるが、国の補助で２０１３年度に配置されたスクールカウンセラーは７０６５人、スクールソーシャルワーカーは１００８人にとどまっているため、いじめや不登校問題等増加の中、さらなる拡充を図るというものだ。

スクールカウンセラー、スクールソーシャルワーカーの教育の充実が望まれるところだが、社会全体が「医療化」を良しとする風潮であるから、こうした資格者の増加はさらなる「医療化」を促進することになると危惧される。

しかし、今回取材したスクールソーシャルワーカーは、少し違った。

都内でスクールソーシャルワーカー（中学生、高校生を担当）をしている入江恵美子さん（仮名・43歳）。

入江さんは自らのことを「札付き」と評する。現場の教師や精神科医に向かって思っていることをズバズバ言うからだという。

「本当に薬で解決するんだろうか？　私はいつもそう思っています。思っているだけでなく、はっきり言ってしまうんです、医者に向かって。そんなこと言うワーカーはほとんどいません。言えば総スカンを食らうのがわかっているし、実際私に出入り禁止を言い渡したドクターもいました」

そんな入江さんだから、ＡＤＨＤの投薬に関しても一言。

「大人が困るから、薬を飲ませて抑えてしまおうということです。決して子どものためではない」とばっさり切ってみせた。

「薬を使うおいしさを知った先生は、本当に事あるごとに『薬、薬』と言います」

おいしさとは、つまり服薬によってＡＤＨＤ的症状が少なくなり扱いやすくなった、ということだろう。

ところで、スクールソーシャルワーカーには、社会福祉士や精神保健福祉士出身の人、また入江さんのように、認定スクール（学校）ソーシャルワーク教育課程修了者等の資格を持っている人がいる。そして、その出所によってスクールソーシャルワーカーとしての姿勢が少しずつ違ってくるようだ。

入江さんがいう。

「とくに精神保健福祉士から来ている人は、もちろんすべてがそうとは言いませんが、全般的に、まず発達障害を見極めて、医療につなげて薬物療法、それをよしとする傾向が強いです。それをやることが『環境調整』と思っている人もいる。もちろんスクールカウンセラーもそういう傾向があります」

入江さんへの相談件数はかなりの数にのぼる。しかし、彼女の場合、実際関わるのは「どんなに多くても月に20人」。週4日の勤務ということもあるが、それでも知り合いのスクールソーシャルワーカーなど、月に250ケース引き受けているという。

「そりゃできますよ。教室の後ろにいて、あ、あの子ADHD、じゃあ、ドクターに紹介状書きますからって、それで終わりです。でも、教師にしてみたらすごくありがたい存在なんですね。そういう面倒な子どもを教師の前から排除してくれるわけですから。だから先生たちからもすごく重宝がられています。でも、子どもに面接もせず、ただ後ろで見ているだけでドクターにつなげるなんて……」

しかし、それが今や潮流になっている感がある。教室の中で落ち着かない子ども＝ADHD＝薬を飲む、という図式が定着しつつある。そこに物申すことの難しさを入江さんも痛感している。

「学校側として薬を飲ませる大義名分としては、本人が困ってしまうから、というのがあります。それによっていじめられたり、否定感情が出てきてしまったりと」

でも……と入江さんは強調する。

「そういう経験を『失敗経験』にしなければいいじゃないですか。人と違うことをやっても、それを失敗経験にしてしまうから否定になってしまうけれど、失敗経験にしない努力をするのが教師や私たちの仕事だと思うんです。でも、それができないから、薬を飲ませる。変じゃないですか?」

薬物とセットの心理検査

発達障害の検査によく使われる検査に「WISC(ウィスク)」といわれるものがある。第3章の後藤浩輔君も受けた検査だ。これはウェクスラー式知能検査の中の児童版(成人用はWAIS(ウェイス))、で、言語性IQと動作性IQという測定概念を用いて、個人の得意・不得意の測定を試みるというものだ。

入江さんはこうした検査にも疑問を呈する。

「子どもにちょっと他より違う面があると、すぐにウィスクを取るという流れがあります。今は、薬物療法とウィスクがみんな大好きです。でも、ウィスクに書いてある、たとえば、言語はインプットは得意だが、アウトプットは苦手とか、視覚が優位で聴覚が苦手、みたいなこと。そんなの、子どもをちゃんと見ていればわかりますよ。わざわざウィスクなんか取らなくても、よーく見てればわかることです。検査の弊害は、だから、こういう検査をすることで、その子をよーく「観察」することを止めてしまう。それが一番問題だと思います」

薬物についても、入江さんの考えは同様である。もちろん、薬物そのものも子どもの体にとっていいものではないし、それが抜本的な解決になっているかどうか疑問だが……。

「薬を飲ませることによって、先生が丁寧なかかわりを止めてしまう、そこに一番の弊害があると思っています」

出来合いの検査によってその子どもの「本来の姿」がかえって見えずらくなり、薬によって行動をコントロールすることによって、それでよしとしてしまう教師の側の問題。これは教師だけでなく、親も同様であり、また子ども自身も服薬によって問題そのものを回避してしまうため、心の成長は望めないのではないだろうか。

さらに入江さんはＳＳＴ（ソーシャルスキルトレーニング）にも批判的だ。

「ワーカーはスキルトレーニングができる人と思われていますけれど、私はどうしても好きになれない。たとえば、小さな部屋の中で子どもとワーカーが向き合って、『はい、これは笑っている顔かな？　泣いている顔かな？』なんてやるのだったら、よく笑い、よく泣き、よく怒り、よく喧嘩が起きる、そういう居場所を子どもたちに提供すればいいと思う。

トレーニングというのは、その子の問題だけに焦点をあてて、その子だけをどうにかすればいい、それでみんなに合わせられるようにするというものですが、いやいや、そうじゃないでしょう。その子をどうにかするのではなく、こちら側、周囲を変えていくことが大事じゃないですか。だから、こういう場面ではこうすべきを教えるＳＳＴはその権化みたいな気がして、私は頼まれることはよくありますし、やろうと思えばできますけれど、あえてやりません」

その代わり、環境をその子どもの発達特性に応じたものに整えたり、生活態度の調整なども先生と協力してやっていく。この子にどう対応していけばいいか、教師と一緒に考える。子どもをよく観察して、アプローチのための引き出しを増やす努力をする。

「ものすごく手間暇かかることです。薬は早いですけどね」

中学1年生の男子で、授業時間の3分の2くらい教室にいられない生徒がいた。突然、ふらふらと教室から出ていってしまう。教師の間からすぐに「ウィスク」の話が出たが、入学してまだ2ヶ月しか経っていない頃のこと。入江さんは「その前にいろいろ工夫してやってみましょうよ」と提案した。教室を飛び出し、学校の外に出ていってしまうと、安全面では、担任一人では不安があった。そこで学校全体で見ていこうと入江さんは考えた。しかし、それを教師たちに理解してもらうのにものすごい時間を要したという。まずは校長から動かして、トップダウンも使いながら、さらに地域の力も借りるなど奔走した。

「先生というのはクラスで起こった出来事は全部自分の責任と思ってしまう傾向があります。だからそれも薬に向かわせている一因じゃないかと思うんです。それを全体で支えるということになれば、担任も気持ちに余裕ができるし、薬に頼る気持ちもなくなっていくのではないでしょうか」

多様性の中にいる子どもは成長する

入江さんが遭遇した子どもたち同士のある出来事を紹介する。

問題となったのは高校2年生の男子、仮に祐司君とする。祐司君はそれまでもさまざまなトラブルを起こしてきた生徒で、友だちからも「KY」(空気読めない)とずっと言われ続けてきた、いわゆる「アスペルガー」。

そんな祐司君をクラスみんなでサポートしようということになり、クラスメイトはそれなりに祐司君を理解し、何とかうまく付き合おうと努力してきた。が、当の祐司君はそんなみんなの気持ちもわからず、相変わらずのマイペース。そこでクラスが紛糾することになった。

「おまえさあ、言ってんのに、ぜんぜんわかってくんないじゃん」

祐司君を責める発言がいくつも続いたあと、司会役の男子生徒がおずおずと発言した。

「上から目線の意見で申し訳ないけれど、彼は間違いなく成長していると思うんだ。彼の短所はすぐ慣れちゃうこと、忘れちゃうこと、空気が読めないこと。でも、みんなもそうだし僕も、彼とは違うけれどダメなところを持っている。それと同じだと思う。もちろん、僕も彼に何べんも何べんも期待して、普通だったらこうするところを彼がそうしてくれないから、裏切られた気持ちになった。でも、彼だって努力している。成長しているところもあると思うんだ。一生懸命彼だってそのことを考えてきたし、でも、考えても、できないこともあるんだよ。だから、彼に普通のことを期待しないでくださ い。無理なんです。だから責めるのも違っていると思う」

入江さんが言う。

「こういうふうに言うと、なんだかすごくきつく聞こえますけど、実際、この子の言葉はすごく愛情深かった。多様性というものを理解しようとしている。許しの中にいる子ども、多様性の理解の中にいる子どもというのは、成長します」

それから数ヶ月経ったある日のことだ。祐司君が入江さんにこんなふうに言ってきた。

「入江さん、僕、こういうふうにクラスの人に言おうと思うんだけど、これって、みんなの気持ちを理解していない発言かな?」

「彼のこの言葉を聞いて、私、すごいと思いました。確かに彼が言おうとしていたのは、みんながカチンとくるようなことでしたけれど、これまで客観視できなかった子が、こういうことを言えるようになるんです。許しの中にいると」

障害児と健常児が共に学ぶインクルージョンではない特別支援教育というものは、ある意味で「排除」の教育でもある。つまり、祐司君のような「空気の読めない子」が目の前にいないのだ。そういうクラスで育っていく子どもたちがやがて作るであろう「普通の社会」とは何なのだろう？

「危ないよねって思う」

と入江さんは言う。

アスペルガーといわれ続けて

聡志君はずっと「アスペルガー」といわれ続けてきた。すでに幼稚園の頃に発達状態を測る田中ビネー知能検査を受けさせられ、小学校入学後にもう一度同じ検査を受け、中学生になったらウィスクを受けている。そして、暴力が目立ったため、小学2年生から向精神薬を飲むようになった。

「でも、彼なりの理論はあるんです。父親が彼の特性を受け入れず、彼のことを理解できずに、どうしておまえはそうなんだと殴られて育ってきたんです。殴ることで彼を黙らせてきた。だから、彼の中にも納得いかないことがあると殴っていいんだということがインプットされていて、お友だちと何かあるとすぐに殴る。それを先生が注意すれば先生にも殴りかかる……」

だから、聡志君は多くの場面で「排除」され続けてきたと入江さんは言う。

「もちろんクラスのみんなも関わりたくない。そうなると先生もここぞとばかりに『クラスのみんなに嫌われちゃうから薬を飲みなさい』となる。そういう関わり方。すごく早いですよね。嫌われちゃうからって。丁寧に関わりをもって、説得をして……じゃなくて、嫌われちゃうから薬って、すごく早い」

しかし、いくら薬を飲んでも聡志君には効果がなかった。ただぼーっとするだけで、小学5～6年の頃はよだれを垂らして、それをみんなにからかわれもした。

「だから、彼は薬は大嫌いって言います。それで中学に入ると、自分の意志で薬を飲まなくなりました。飲まなくなったら、そのせいだと先生は言いますが、ともかく衝動性がすごく強く出るようになった。でも、私は薬をやめたからとは思いません。関わり方と彼の怒りですよ。関わり方の工夫もないまま、中学生という、思春期の怒りが一番強い時期だったんだろうと思います」

入江さんは聡志君が中学2年生になったときに出会っている。聡志君は中学1年までは何とか通学していたが、薬をやめて、衝動性が強くなり、暴力が目立つ――そんな状況の中、ついに中学1年のときの担任の教師から「お前は薬も飲んでないんだから、学校に来るな。もううちのクラスの子じゃない。学校に来たいんだったら薬を飲んでから来い」と言い渡されたという。

「で、ついにプツンと来て、完全引きこもりになってしまいました。傷つきすぎてしまって、誰にももう心を開かない。家を一歩でも出たら、自分のことを権力で押さえつけようとする人がいっぱいいるみたいになってしまった、家の中にずっといて、ぶくぶく太って」

入江さんが聡志君に出会ったのはちょうどそんなときだった。

そして、入江さんが関わって、聡志君が家を出るまでに2年間。2年間、週に2回入江さんは家庭訪問を続けた。あきらめることなく関わり続け、近所の人にも声かけをして家に行ってもらったり、少しずつ少しずつ彼の心の中に入っていく努力をした。

しかし、聡志君は入江さん以前にもワーカーが関与していたが、ギブアップするほどの「難物」である。

「で、私も1年くらいやって何の動きもないと不安になります。それで、そういうとき何でつまずくかというと、『この子はアスペルガーだから』と思いたくなる。そこは人間は弱いですね。やっぱりアスペルガーだから、通じないのか、動きがないのは、その子せい、病気のせいと思いたくなる、正直にいえば。だから、先生の気持ちもわからないではないんです」

そんな自分に危機感を抱いた入江さんはもう一人男性のワーカーに入ってもらい、二人体制で臨むことにした。

聡志君は中学はその後まったく出席しなかったが、卒業となった。しかし、高校進学はなかった。

発達障害の子どもには「好きだよ」と褒め褒め大作戦

入江さんは、聡志君が歌がすごくうまいことを知っていた。そこから何かできないか?

「この子のためにコンサートを開こうと考えました。実は問題児だったので、彼は小学生の頃からずっと学芸会にも参加させてもらったことがなかった。本当はみんなに自分を見てもらいたいという気持ちをすごく持っている子だったので」

入江さんは地域のカフェを回って、コンサートをやらせてくれる場所探しをした。もちろん無料でのお願いだが、ある店が快く引き受けてくれることになり、しかもサービスでジュースやコーヒーまで出してくれるという。招待するのは、近所の人、これまで彼のことをかわいいと思ってくれた数少ない学校の先生たち、心理関係の仕事をしている人、複数のワーカー……。

「彼も俄然やる気が出て、自分でコンサートの題名を考えたり、曲名を書いたプログラムも作ったりして、それが歌とともに、みんなからすごく称賛されたんです」

しかも、その様子をビデオに撮っておいたら、それを見て、自分がいかに太っているかに気が付いた。そのことから運動をしようという気持ちになり、それがきっかけで外にも出かけるようになった。

運よくその頃母親が犬を飼いはじめ、彼が散歩係となった。そうなると地域で犬の散歩友だちができて、顔が知られるようになった。

こうしたことをきっかけに、彼は音楽専門のサポート校に入学する気持ちになったという。入ったのは、19歳のとき。中学1年(13歳)で完全引きこもりとなって、現在21歳で、いまもその学校に通っている。

「高校卒業の資格も取れて、今は好きな音楽を目いっぱいやってます。でも、そこにいくまで何年かかってます? それ以前の傷つきも考えると、回復まで10年かかっている。だから、どれだけ傷つけてきたのかということです。周囲の大人たちが、どれだけ彼を「排除」してきたのかと。手を変え品を変えて、これだけの時間がかかるんです」

インタビューの中で入江さんの言った次の言葉が強く印象に残っている。

「発達障害に精神科医はいらないです。精神の問題じゃないんだから。発達なんだから。私は自分から『医者に……』と言ったことは一度もありません。この子、空気読まないんです、衝動性が強いんですと先生から言われて、それで環境調整していきます。そういうなかで、だいたい1~2年で治まっていく」

「1~2年で治まるんですか」私が少々驚いて聞き返すと、

「治りますよ、愛情サポートネットワークを作っていくんです。親だけでなく、地域の力、おじいちゃん、おばあちゃんの力を借りて……。一番簡単なのは『大好き』『大切だよ』『愛している』です。学校の先生はそういうこと言わないですね。でも、大事なのは子どもに自尊感情を持ってもらうこと。いていいんだよっていう。そういう環境にいれば、どんなアスペルガーだろうと子どもは変わっていきます」

　そういう例を入江さんはたくさん持っている。その成功例を知っている、そのうえでの彼女の言葉は強くて、愛情に満ちていた。

第七章　じつは発達障害でした

大人の発達障害って？

現在は子どもの発達障害ブームもさることながら、「大人の発達障害」も大きなブームとなっている。芸能人などがカミングアウトすることで「大人の発達障害」がより身近なものに感じられたということもあるだろう。本のタイトルにもわざわざ「大人の発達障害」と差別化したものが多数出版されているし、新聞や雑誌の特集でも多々取り上げられている。

その多くが「じつは発達障害でした」といった内容であり、それはつまりこれまで別の精神疾患の病名が付けられていたか、あるいは生きにくさを抱えていたかした者たちが、その苦しみの正体は「発達障害」であったという一種の驚きとともに、その本当の原因が発見された喜びのようなものをまとっている。

もちろんこうした流れの中では、精神医療現場において突然の病名変更＝処方の変更という事態も起きている。

私のところにも、次のようなケースの報告が届いている。

「私は双極性障害ということで、5年間ずっとリチウムやラミクタールを飲んできましたが、ある日の診察で突然医師から、あなたはＡＤＨＤなので、今日からストラテラを処方しますと言われました。検査などしていません。本当に突然、そういうことにされたのです」

このケースのように、双極性障害と診断されていた人が、双極性障害の「躁」の状態をＡＤＨＤの「多動」ととらえられて診断名が変更になることは多い。それだけでなく、双極性障害そのものも、最初はうつ病という診断から抗うつ薬投与を受け、抗うつ薬の副作用による躁転から双極性障害と診断名が変わったという経緯があり、それが今回の発達障害ブームによってＡＤＨＤと診断名が変遷していった例も多々ある。

さらに、こんな例もある。私はときどき不定期ながら「発達障害の薬物療法」についての勉強会を開いているのだが、その際当事者からいろいろ話を聞くことがある。そうした会の参加者の中に、20代後半と思われる女性から次のような発言があり、強く印象に残っている。

彼女はこう言った。

「昨日、精神科でＡＤＨＤの診断を受け、今日からストラテラを飲み始めました」

そもそも私が開く会への参加者というと、傾向として「なるべく服薬はしない」「減薬を考えている」人が多いため、このように「今日から薬を飲み始めた――」といった発言はほとんどないため、私は一瞬絶句した。そして、思わず、

「どうして?」と訊ねると、彼女曰く。

前から自分の行動に疑問を持っていた。仕事も長続きしないので、何か原因があるのではないかと思い、たまたま本屋で「大人のＡＤＨＤ」に関する本を見つけて読んだところ、自分もそれじゃない

かと思って受診したら、そうだった、というのである。

「それでストラテラが出されて、飲んでるんですね？」

「まだ1回しか飲んでいないけれど」

「飲み続けるつもりですか」

「医者が飲んだほうがいいって言いました。私も飲んだほうがいいと思っている」


こうした流れは現在では非常に多くなっている。書籍やネットの情報などから自分で判断し、受診。そして、望み通りの診断となる。いまや「大人の発達障害」は「現代の流行病」といってもいい。『大人のＡＤＨＤ——もっとも身近な発達障害』（ちくま新書、２０１５年）という本を書いた精神科医の岩波明氏も著書の中で、ＡＤＨＤは「成人で急増中」としながら次のように書いている。

「外来を受診した患者さんに聞いてみると、インターネットや書籍による知識に基づいて、本人自身が自らをＡＤＨＤなどの発達障害ではないかと疑って受診するケースが多い。その一方、家族や会社の同僚、上司あるいは会社の産業医などから発達障害を疑われて、受診をすすめられた例も少なくない。このような人が、実はＡＤＨＤであると判明することがよくある」

ちなみに岩波氏が紹介している大人のＡＤＨＤによく見られる症状は以下のようなものである。

＊不注意の症状

○ 注意、集中ができず、ケアレスミスが多い
○ 物をなくしたり、置き忘れたりする
○ 片付けが苦手
○ 段取りが下手で、先延ばしする
○ 約束を守れない
＊多動、衝動性の症状
○ 落ち着きがない、そわそわする
○ 一方的なおしゃべりや不用意な発言
○ 感情が高ぶりやすく、いらいらしやすい
○ 衝動買い、金銭管理が苦手

誰でもどれか一つくらいは該当しそうな文言である。つまりこの程度の判断材料で診断が下るとしたら、過剰診断は起こって当然である。

前出の2人が「本当に」大人のＡＤＨＤであったかどうかは、かなり疑わしいと私は感じているし、したがって、岩波氏が書くように「急増中」という表現が現実を正しく反映しているとは思えない。急増中なのは「大人の発達障害」をあおる人々と、それを真に受けて「診断」される人の数であり、とくＡＤＨＤの場合、背景に治療薬が承認されるようになったことが大きく関係しているのは間違いない。

ＡＤＨＤ薬のコンサータとストラテラは発売当初は18歳未満にしか処方できなかったが、ストラテラは２０１２年に、コンサータは２０１３年に、それぞれ18歳以上への適応が承認されており、その時期から「大人のＡＤＨＤ」の診断は急増し始めているのだ。治療薬がなければ、診断など下さないのが医療界の常識である。

もちろん、「急増」の原因は他にもある。「発達障害」という概念がＤＳＭに登場したのは１９８０年だが、それが日本で浸透し始めたのはずっと後のことだ。しかも、まず注目されたのは「子どもの発達障害」であり、発達障害が注目される以前に子ども時代を過ごしてしまった人たちは、「発達障害」を疑われることなく成人している。その人たちがここにきて「じつは発達障害」だったとして新たに「発見」されるのだから、「急増」しているように見えるのだ。

しかし、精神科医の発達障害に対する診断力はどれくらいのレベルのものなのか？　１７０～１７２頁で紹介した二つの例など、いかなる検査も行われることなく、医師の「診たて」のみであまりに安易に診断が下され、薬が処方されている。この2人がもしＡＤＨＤでなかった場合、処方された薬はその人にどのような影響をもたらすことになるのだろうか。大変な悪影響が出る可能性が大きい。

成人の約3～4％がADHD

岩波氏の本によると、成人の約３～４％がＡＤＨＤであるといい、次のように書いている。

「この3～4％という数字は、かなり高率なものであることを認識する必要がある。たとえば、主要な精神疾患である統合失調症の有病率は、約1％であると言われている。また自殺や労災など、さまざまな社会的問題との関連が大きいうつ病の時点有病率は、およそ3％と推定されている（うつ病の生涯有病率は約15％である）。

つまり、ADHDの患者は、うつ病とほぼ同数存在しているわけであり、その総数は、我が国全体でみれば、300万～400万人というかなりの数となる。もちろん、この数百万人のADHDの人すべてに治療が必要というわけではないが、少なくとも、ごく少数にみられる疾患ではなく、数多くの人に影響を与えている重要な疾患であることは認識すべきである」

何度もいうが、これは「うつ病キャンペーン」のときに見られた現象とほぼ同じである。これこれの病気はこれまであまり知られていなかったが、じつはこれくらいの有病率があり、特別な病気ではなく、誰にでもありうるものである、と。

こうしたものの「言い方」には注意が必要だ。あたかもそうした病気がいま発見され、それは誰にでも起こりうることとして不安を煽り、その不安から人々は精神科を受診することになる。

DSMというアメリカの診断基準の一つとなっている「精神障害の診断と統計マニュアル・Ⅳ」の編集委員長だったアレン・フランセスは2013年に改訂されたDSM‐5に対する危機感――DSM‐5は人間の「正常」な部分までも精神疾患として扱いかねないという危機感から『〈正常〉を救え』（講談社、2013年）という著書を出版したが、その中で「大人のADHD」に関しては次のように記している。

「大人に対してはADHDを最初に診断するときの基準は、もっとゆるやかにするのではなく、もっと厳しくしなければならない。大人にADHDの判定をおこなう際は、不注意を引き起こすさまざまな精神医学上の原因がすべて除外され、問題が幼いころにはじまったADHDの延長線上にあることをたしかめなければならない。歳をとってから発症した注意に関する問題は、ADHDではなくほかの何かが引き起こしている」

アレン・フランセス氏と岩波明氏の「大人のADHD」に対するとらえ方の違いはどうだろう。そして、どちらが慎重さという点でまさっているだろう。大人のADHDと診断されることのメリットとデメリットは、前者より後者のほうが投薬による副作用を考えればはるかに大きいのではないだろうか。

製薬会社が盛んに宣伝する大人のADHD

大人のADHDの流行の裏には(もちろん大人に限らないが)製薬会社が果たした「宣伝」効果が大きい。そして、これはもしかしたら、かつての「うつ病キャンペーン」に勝るとも劣らない被害を今後生み出すのではないかと思われる。

「今後」というのは、現在はまだ承認されて数年しか経過していないからだ。うつ病治療における健康被害が問題になり始めたのが新規抗うつ薬であるＳＳＲＩが発売（１９９９年）されてから6、7年後であったことを考慮すると、やはりその被害が表面化するまであと数年はかかるかもしれないと考えられるからだ。

自ら発達障害を疑って受診する人の中には、製薬会社が作ったホームページから情報を得たという人も多い。大人のＡＤＨＤについては、当然のことながら、その治療薬を製造販売する二つの製薬会社（コンサータのヤンセンファーマとストラテラの日本イーライリリー）がホームページの中で大々的にこの疾患を取り上げている。

たとえば、日本イーライリリーのホームページ（http://adhd.co.jp/?utm_source=Google&utm_medium=cpc&utm_content=disease&utm_campaign=G_SP-cpc_Wide_text2）の中に「大人のためのＡＤＨＤ」というサイトがあり、そこには次のように書かれている。

・計画性が必要なことに対して、順序立てて取り組むのが苦手。
・じっくりと考える課題だと、取りかかるのを避けたり、遅らせたりする。
・長時間座っていなければならない時に、手足をそわそわもぞもぞする。

↓

ＡＤＨＤという治療できる病気かもしれません。

↓

一度、チェックしてみましょう。

↓

☑チェックリスト
　↓
病院検索

いかにもお手軽な感じだが、こうした製薬会社のホームページをよく読むと、「ウソ」あるいは「誇張」が多く含まれていることがわかる。そもそもADHDは「病気」ではないし、「治療」できるものでもない。にもかかわらず「治療できる病気」と断言している点、これは「詐欺」に近い。事実、ADHDの薬を飲んでいる人の中には、この薬を飲むことでADHDが「治る」と思い込んで、薬を真面目に飲み続ける人がいるが、もちろん、ADHD薬といわれるものは、単にADHDといわれる症状を（飲んでいるときだけ）抑えるのが目的の薬である。

また、「チェックリスト」というのは、そのような行動がどれくらいの頻度であるかという質問にチェックを入れるだけのしごく簡単なものである。これはかつての「うつ病のチェックリスト」同様、受け取り方次第でいかようにも判断が変わってくる内容であり、当人をADHD（当時はうつ病）と思い込ませるのには大いに役立つものである。

症状を抱えたまま長生きしても意味がない

私が運営するサイトには、私が発達障害についての記事を書くたびにさまざまなコメントが入ってくる。記事の内容は、薬についての情報（副作用）、研究結果の紹介、あるいは実際の体験談などだが、私の意見に賛同する人もいれば、反発を示す人ももちろんいる。そんな中から、服薬している大人のADHD当事者の意見を紹介する。

匿名さん

記事〔私がADHD薬について否定的な意見を書いた記事〕を見ましたが、勝手なことを言わないでください。

私は7歳頃に発達障害が発覚し、以降リタリンやコンサータを服用していますが、あなたがおっしゃっているほどこの薬は大げさなものではありません。

たとえば食欲不振にしても、コンサータ服用前に朝食をよく摂る、お菓子のようなもので間食を摂る、薬の効果が消える夜にご飯を多く食べるなどで十分対応可能です。

また、覚せい剤とおっしゃっていますが、今まで使用していてコンサータやリタリンによる幻覚・幻聴などのトリップが起きたことは一切ありません。

私たちは自分の意図しているように行動を起こすことが苦手で、落ち着いていることも苦手で、それを社会では疎まれたり蔑まれたりすることは少なくありません。

実際、乱用者のせいでリタリンの処方が止まったときは、それまで真面目に取っていたノートは取れなくなり、時間にルーズになり、おまけに眠気がひどくて授業中の居眠りも続き、自分は社会不適合者なのだと嫌でも実感させられました。

それでも社会で生きていかなければいけない私たちにはこういった薬剤の手助けも時には重要な

んです。

だというのに、あなたのような薬の悪い部分のみを強調し、偏見を助長するような人がいると私たちはますます居場所を失うことになります。本当に発達障害の人への思いやりを持っているならただ黙って見守っていてください。

私の返事

ご意見は大変参考になりました。

ただコンサータ等の薬については私がいっているのではなく、そのような研究が海外では複数出されているということです。

飲み続けることの危険性……あなたが何年リタリンやコンサータを飲まれているのかわかりませんが、長期服薬は確かにマイナスのほうが大きくなります。

この先、いつまで飲み続けるのか？

薬を飲まなくなってもやっていける工夫はどのようなものがあるか？

それとも一生飲み続けるお考えでしょうか。怖いのは10年後20年後だと思っています。

匿名さん

あなたの意見もわかります。

10年後、20年後、確かに私の身体はどうなるかわかりません。

なるほど、薬を服用せずに生きられるならそれが一番です。ただ、それは理想論というものです。たとえば苦痛を伴う病気の際に、身体に悪影響があるとわかっていても鎮痛剤を使用しないというのは現実的な意見ではありません。なぜなら、当事者にとっていかに長く生きるかよりも、いかに苦痛を気にせずに生きていられるかのほうが重要だからです。

発達障害にしても同じことです。10年後20年後の健康のために今の生活をままならないものにできるかといわれると、それは無理があるというものです。

はっきりといってしまえば、私は発達障害の諸症状を軽減できずに長生きすることの価値を感じられません。

当事者でないとわからないと思いますが、薬を減らすことは可能でも、なくすことは不可能です。

人生の水準を下げて生きろというのなら可能ですが。

一方でこのような意見もある。

社会人3年目です。服薬中のＡＤＨＤ当事者の一人として、自身の体験談を書かせていただきます。

コンサータの服薬を始めたのは昨年の2月です。幼少期・学生時代から注意欠陥による失敗が多く、おそらくＡＤＨＤだろうという自覚はありました。

仕事を始めてからは人一倍気を張って、休日もほとんどの時間をタスクの確認に使っていました。

しかし、半年ほど経った頃には、やはり不注意による失敗が重なり、周囲からの信頼もなくして激しく叱責されていたものの、自分の意志や努力だけでは解決できず、誰にも相談できなかった私は、藁にもすがる思いで精神科を訪れました。

正直、薬を処方されたときは、それが残されたわずかな希望のように思えました。しかし、あれから1年余りが経った今、状況はよくなるどころか、体調不良と自己嫌悪に陥る毎日です。薬害かどうかはわかりませんが、「この薬を飲み続けてよいのだろうか」という不安自体が、ワーキングメモリーの少ない私たちの脳に大きく負担をかけているような気がします。また、初めは不注意による失敗をなくしたい、もっと計画的に行動できるようになりたい、という思いで受診しましたが、今となっては、健康な心身や自分の長所、前向きな心を失ってまでも、改善しなくてはいけないとは思えません。

今は仕事への影響が怖く、減、断薬にむけて踏み出せていませんが、今後のことを考えると一刻も早く薬を飲まない生活に戻りたいと思っています。仕事が一段落した後で心身ともにリセットすることができたら、薬の力ではなく、先輩ＡＤＨＤの方のアドバイスと、小さな成功体験の積み重ねで、ゆっくり時間をかけて生きやすくなる術を身につけていくつもりです。

ドーピング的服薬

以上のように大人の発達障害、ＡＤＨＤの状況もまた子どもの発達障害の服薬同様、かなり混乱をきたしているが、大人の場合とくに難しいのは、当事者の受け止め方だ。

これまでの人生で苦労が多かった。失敗が多かった。叱られることが多かった。自分は人とどこか違っているという思いをずっと抱いていた。だから、自己否定感が強い。

自分はダメ人間だと感じていたところに、「いや、そうではなくて、あなたはじつは『病気』だったのだ」と言われることで、一つの救いになっている部分は否めない。

これまでの人生で傷つくことが多ければ多いほど、当人はその考えにしがみつき、病気であることの証明のためにも薬を飲み続け、もう二度と昔のようなつらい人生には戻りたくないと考える。

こうした状況をアレン・フランシスは、「大人のADHD」は「本日のおすすめ診断」になりつつある、とその著書の中で表現し、次のように書いている。

「成人のADHDはすでにあまりにも安易に診断されている。自分が注意力や集中力に欠けると感じている人はたくさんいるし、特に完璧主義者や五〇歳以上の人に多い。症状はもっぱら主観的なもので、集中力や仕事の遂行力に乏しいというあてにならない自己認識に基づいている。DSM-5が条件をゆるくしたために、もっと切れ者になりたいだけで、精神疾患と認められるほどの明確な問題や深刻な問題を抱えていない多数の大人が、該当することになるはずだ」

要するに、安易なADHD診断による服薬は、実力以上のものを発揮しようとする「ドーピング」以外のなにものでもないわけだが、じつは、この薬、想像しているほど「学習能力をあげる」効果はないようである。これについては後述する。

このように、いまや「大人のＡＤＨＤ」は製薬会社や当事者、医師のあいだで、それぞれがウィンウィンの関係を築きながら日々大量生産されている。

生きづらさから退職

吉行みどりさん(仮名・37歳)は現在、就労継続支援Ｂ型の施設の職員をしている。以前は一般企業に就職していたが、「わけあって」退職した。

都内の有名私立大学の理科系の学部を卒業後、某有名企業に専門職として就職した吉行さん。優秀な社員だったが、社内の環境が２００８年のリーマンショック後に激変した。

吉行さんが言う。

「それまでは少数先鋭部隊の部署にいたんですが、リーマンショック後、会社の体制が変わって、私も突然大きな部署に異動になりました。それまでは小さな部屋で、デスクも柱の陰に隠れるようなところにあったのですが、異動後は大きなフロアーに３００人くらいの人がデスクとデスクを突き合わせて並んでいるような状態でした。しかも私の席の目の前には上司がいたり、仕事に集中していると きに、これまでほとんどしたことがなかった電話の対応もしなきゃいけなくなったり、また、突然後ろから声をかけられることもしばしばで……」

発達障害、自閉スペクトラム症といわれる人の中には、こうした環境に耐えがたい苦痛を感じる人がいる。

「いろんな方向からいっぺんにいろんな刺激が来るのです。そういうのは私たちはとても苦手です。

それに、私は見えすぎてしまうタイプなので、パソコンの画面を見ながら、その後ろのものまではっきり見えてしまう。何かさえぎるものがないと、情報量が多くてものすごく疲れてしまうのです。以前の部署は目の高さでパーテンションで仕切られていたのでよかったのですが、こういう環境になっただけで、ミスがとても増えました」

当時は自分が発達障害という考えはまったく持っていなかったと吉行さんは言う。

「ただミスがとても増えたので、なぜなのだろうと本などを読んでみたところ、最初自分はADHDかもしれないと思ったのです。でも、当てはまらないところもたくさんあって、そのあとに見たのが自閉症。当てはまるなあと思いながら、その先にアスペルガーがあって、自分にそっくりと思いました。ピンときた症状は、まず言葉。言語性は健常者と同等かそれ以上のものがあるが、言い回しが独特で、抑揚がまるでアナウンサーのような人が多い、と書いてありました。すごくわかると思いました」

吉行さんは小さい頃一人でいることが多く、一人でテレビを見ていて、NHKのニュースのアナウンサーのしゃべり方を獲得してしまった可能性が高い、と自らを分析する。

確かに、取材のときも吉行さんの言い回しは独特で、フレンドリーとは言い難い、堅苦しいといえば堅苦しいしゃべり方だった。

6年ほど前、吉行さんは医療機関を受診して、アスペルガー症候群の診断を受けた。そのとき医師から言われた言葉は、「生育歴からは凸凹が相当にあったと推測できるが、発達検査の結果だけを見れば医学的には診断をつけなくてもよいと思う。しかし、診断があったほうが楽になれると思うのであれば診断します」とのことだった。

いわゆるグレーゾーンの位置づけである。投薬はなし。医師から話も出なかったし、吉行さん自身、身近な人間が服薬をしてよくなるどころかどんどん悪化していく姿を目の当たりにしていたので、薬を飲むつもりは最初からなかった。

自分はアスペルガーなのだという自覚はなんとなくもつことができたが、それとは別に、やはり人事異動後の環境には耐えられないものがあった。

上司の女性との人間関係もうまくいかなくなった。「おそらく私が彼女の微妙な感情を読み取れなかったからだと……今なら少しわかりますが、当時はなぜ彼女が私に対してそんな冷たい態度を取るのか、理解できませんでした」と言う。

そうしたことが重なり抑うつを抱えた吉行さんは、結局会社を辞めることにした。考えてみれば、ずっと「生きづらさ」のようなものを抱えて生きてきた。勉強ができることで、あるいは仕事ができることで、何とか乗り切ることができていたが、リーマンショック後会社に余力がなくなり、専門職といえども「専門」のことだけやっていればいい時代ではなくなった。コミュニケーション能力が求められ、あれもこれも、とびぬけてできる必要はないが、ある程度まんべんなくできる能力が求められるようになった。そうしたことが「アスペルガー症候群の生きづらさ」を浮き彫りにさせてしまったのである。

薬を飲んでいない人がいない

ところで、そもそも私が吉行さんに取材を申し込んだのは、就労支援施設を利用する「発達障害」といわれる人たちの服薬状況を知りたいと思ったからである。

そのことはあらかじめ彼女に伝えておいたので、開口一番吉行さんが言った言葉は次のようなものだった。

「薬を飲んでいない人がいない、というくらいの状況です」

薬を飲んでいない人がいない……想像はしていたものの、やはり実際に言葉にされると驚きだった。正直に吉行さんにそう言うと、

「はい、大人の発達障害といわれる人たちの場合、もう薬ありきの状態になっています。でも、ADHDの人で、薬で劇的に改善する人もいるにはいるので、100％薬を否定はしませんが、飲むことで悪くなっている人の数に比べると、よくなっている人のほうが圧倒的に少ないと感じます」

薬が効いているというより、飲んでいることで安心しているという心理的な効果のほうが大きいのだろうと吉行さん。飲んでいる薬の量も、「冗談抜きで、コーヒーカップ一杯分くらい飲んでいる」人も複数いるそうだ。また、不安を消すために抗精神病薬のリスパダールを頓服（回数を決めず症状が出た時に服用）で飲んでいる人が多いという。

ともかく、食事を一緒にすれば、全員が食後薬の袋をいそいそと取り出してテーブルの上に並べるその光景は、「少し異様」と言う。

飲んでいる薬はやはりコンサータが多いようだ。効く人には効く薬。ただ、ADHDとは思えないような人にも出ている場合が多いように感じると吉行さんは言う。つまり、発達障害の中でも自閉ス

ペクトラム症（ASD）と思われる人がADHD薬を飲んでいるケースが多くみられるということだ。

「ASDの人は、私もそうですが、薬が効きすぎてしまう場合があります。そういう人たちがコンサータを飲んだら、ほとんど麻薬的に効いているように見えます」

吉行さんがいう「麻薬的に効いている」というのは、「薬が効きすぎている」という意味である。もともと集中力があり、そのせいで疲弊してしまう人が多いASDといわれる人たち。さらに集中力が高まれば、心身への負担は相当なものになっているはずだが、DSM-5では、自閉スペクトラム症とADHDの併発を指摘している。つまり、ASDの人がADHDの症状も併せ持っている場合があると診断基準で認めているのだから、ASDといわれる人にコンサータが処方される可能性はかなり高いということだ。

また吉行さんによると、コンサータを「今夜は徹夜で仕事をするぞ」というときに服用している人もいるそうだ。その人が本当に発達障害かどうか、傍で見ている限りは疑問に感じることも多々あるが、ともかく医師がそう診断を下している。そして、飲めば集中力が高まるので、コンサータを手放せない。私はもうこれがないと生きていけない、と思い込んでいる……。

「これだけはお伝えしたいと思うのは……」と吉行さんは少し力を込めて話し始めた。

「コンサータを飲んでいる人たちは、自分は劇的によくなった、動けていると言うけれど、本人の中でできていると思っている世界と、客観的にできているという世界がリンクしない場合が多くあります。本人はよくなったと言っているけれど、周囲からすると、はっきりいって、そうでもない。できてないことで不安になることは減ったように見えますが、でも、実際にはミスもしているし。本人が主張するほど劇的に症状が改善している人はほとんどいません」

事実、２０１３年7月9日付のウォールストリートジャーナル日本語版では、「ＡＤＨＤ治療薬、子どもの成績向上につながらず」と題して、以下のように伝えているのだ(http://jp.wsj.com/articles/SB10001424127887324368204578594852542861188)。

「２０１３年6月に公表された研究では、カナダ・ケベック州の生徒４０００人近くの投薬と成績について平均11年間調査した。非営利の研究組織、全米経済研究所（ＮＢＥＲ）のウェブサイトに掲載された論文によると、薬を服用したＡＤＨＤの男子の成績は、服用しないＡＤＨＤの子どもの成績より悪かったことが分かった。またＡＤＨＤ薬を服用した女子に関しては、感情的な問題がより多く報告された。

この論文の著者でプリンストン大学Center for Health & Wellbeingの代表を務めるジャネット・キュリー氏は、『薬物治療が学校の成績向上に役立たない可能性があることは認めるべきであり、注意深く監視を続ける必要がある』と述べた」

さらにこの記事では興味深い事例も紹介している。

「ペンシルベニア大学の認知神経科学者、マーサ・ファラー博士は、ある女子学生がこう話してくれたのを記憶しているという。学生は治療薬を服用してから図書館へ行った。机に視線を落として勉強を続けると、作業に没頭でき、かなりの量をこなすことができた。しかし、友人が立ち寄ると、この学生は友人との会話にも同じくらい引き込まれたのだという。また、勉強ではなく、部屋の掃除に没頭してしまったと話す学生は少なくないという。

（略）

ファラー博士率いる研究チームによると、認知神経パフォーマンスや知能検査を含む数々の心理的なテストで学生を評価したが、アデロール〔中枢神経刺激薬の一つ、日本は未発売〕による有意な認知力向上はみられなかったという。

同博士は別の未発表の論文で、この話題に関する既存データの統計的な精査を行っているが、それは『治療薬の効果は非常に小さく、ゼロではないが、大きな違いを生み出すほどではない』という内容だとしている」

吉行さんがいうように、ＡＤＨＤ薬を服薬していても、実際のパフォーマンスがそれほど上がっているわけではない、というのがこの薬の現実なのかもしれない。

ただ、人生で失敗を繰り返し、自己評価の著しく低い当事者にとって、服薬は一種の救いとなり、実際の仕事の成果よりも、服薬そのものが過去の人生を贖《あがな》っているような側面もあるのだろう。となると、薬そのものがもっている身体依存もさることながら、精神依存という側面でもＡＤＨＤ薬をとらえる必要があるのかもしれない。もう薬なしではやっていけない、と感じている人が多い「大人のＡＤＨＤ」の、ここが最大の問題点だと感じる。

自分の居場所を探し続けて

しかし、かくいう吉行さんも、大企業を退職後、多くの苦労を重ねてきた。

「退職して、しばらくは自分の特性というものもあまりよくわかっていませんでした。少しずつ勉強をしていくうちに、ＡＳＤといわれる人たちが、相手のいうことを素直にまっすぐ受け取り過ぎて上手くいかなかったり、相手の悪意に気づかず利用され苦しんだりする構図に気づき、そういった注意喚起を含めて、ＡＳＤ当事者として当事者活動をしてきました」

そういうなかで、吉行さんは、「ＡＳＤという障害と共に生きよう」と決めたという。そして、現在の職場を選んだ。

「みんな結局、自分に向かないことをやっていて、つまずいているんです。私もそうでした。でも、今の職場ではわりに自由にできて、力が発揮できていると思います――じつは私、営業が得意なんです。成績もトップクラスです。なぜかそういうことができてしまう、アスペルガーの人は良くも悪くも目立ってしまうことが多いです。今なら目立たないようにするとかできますが、以前はそれができずに人間関係がぎくしゃくして、結局うつになってしまいました。ですから、その環境のなかで自分も相手も居心地よくいられるための社会スキルは必要と思います。そして、そこには薬はいらないはず」

「すべての人に心と身体の安全基地を願って」と吉行さんは自身のブログのタイトルに書いている。

おそらく吉行さんにとってそれまで「安全基地」といえる場所がなかったということなのだろう。

発達障害と言われる人たちが安心していられる場所。それはもちろん、発達特性を持たない者たちと持っている者たち互いの歩み寄りが第一だろう。周囲の理解と同時に当事者といわれる人たちの周囲と折り合いをつけていくためのスキルの獲得。

「その意味での発達障害の早期発見、早期療育は意味のあることだと思います。自分のことを知り、学ぶことが第一歩です」

誤診され続ける発達障害

もう一人、大人の発達障害と診断された人を紹介しよう。

中塚みちよさん（36歳）にはASDとADHDを合わせ持つ息子（小学5年生）がおり、子どもが発達障害の検査を受けたとき、母親の中塚さんも「なんとなく」一緒に検査を受けたところ、同じ診断がついた。

そして、2016年1月24日からコンサータを飲み始めた。じつはそれ以前、中塚さんはうつ病という診断で、1年半ほどリタリンの服薬経験がある（現在リタリンは依存性や違法な処方が問題となり、うつやADHDには処方できなくなっている）。

中塚さんは「リタリンで心と身体を壊した」というが、同じメチルフェニデートのコンサータである。服用して8ヶ月ほど経ったところ、どうも体調が悪いと感じるようになった。「脳がジーンと痺れている感じ」がする。また、すぐに「息切れ」がして、「めまい」もある。

服薬量は、コンサータの最大用量の18㎎×4錠である。減薬を目指しているが、以前、突然半分の量にしてしまい、体が動かなくなるという体験をした。そのためすぐに薬の量を戻したが……、

「とにかくしんどいです。ここ最近毎日コンサータを服用後、心拍数があがってきた感じがするのと同時に、なぜか強烈な睡魔に襲われます。たとえるなら……丸々2日徹夜した次の日みたいな。耐えきれない睡魔に襲われて撃沈……で、寝たきり状態だったもんで、先日診察のときに主治医に相談したんです。そうしたら、やはり、コンサータの副作用の可能性が高いこと、コンサータ18㎎でも、私には強すぎる可能性があることを指摘されました。私、薬剤過敏があるんです。でも、コンサータの副作用もあるけれど、効果も出てるから外せないと言われました」

コンサータは一度飲んだら、すぐに依存になって量が増え、その後減薬がすごく難しくなる、と中塚さんは言う。

じつは息子にもコンサータが処方され、1ヶ月だけ飲ませたことがある。コンサータ18㎎を1日1回。本音をいえば飲ませたくはなかったが、本人が生き易い方向に向く可能性に賭けてみたい気持ちになった。

しかし、約1ヶ月間の服用中の息子の様子を観察していた中塚さんは、「飲む必要はない」と判断した。

「息子は、コンサータを飲むと、頭がカッカするといってました。これって思えば、まあそれだけ頭が働くようになるってことで、確かに、先生からも褒められることが増えました。でも、コンサータは切れたときが怖い。すごく精神的に不安定になりますね。夕方くらいからイライラがすごい。体も頭も動かない感じになります。でも、今学校からは飲ませてって言われているんです。担任の先生はコンサータのことを『いい子になる薬』って言ってました。そういう表現が気になります。で、私から薬はお断りして、主治医とも相談して、なしで行こうってことになってます」

「いい子になる薬」……誰にとっての「いい子」なのだろう、と思う。

大人へのストラテラ処方急増中

ともかく、中塚さんは自分で飲んで、副作用でこれほど辛い思いをするような薬を子どもに飲ませてはいけない、そんな思いも大きかった。そして、その思いをそのままに、現在は発達障害当事者の支援活動にも力を注いでいる。

「発達障害当事者だからわかること。同じ発達障害の子どもを持っている親だからわかること。そういう立場から、なるべく薬なしでいくにはどうすればいいのかをみんなで考えられたらと思っています」

一緒に活動しているメンバーの中には服薬している人も多い。とくにＡＤＨＤという診断で、ストラテラを飲んでいる人が急に増えている印象があると中塚さん。

「メンバーさんの話では、ストラテラを飲むと――眠いけど眠れない。頭がゾワゾワする（ムズムズ足の脳バージョンとか）。頭が回転しない、イライラ、ソワソワ。やる気が出ない。無気力。ぼーっとする。だるい。軽い頭痛。軽い吐き気。過食……と言ってます。とにかく、ストラテラを飲んでいる人は体調が悪いです。ただ、飲んでいる人を見れば、外からは『落ち着いている』ように見えると思います。でも、本当は何も考えていない状態。考えることも面倒くさいほどだるい状態なんです」

そうした人の中に、それまでは「うつ」で通院していたのに、医師からある日突然「あなたはＡＤ

HDです」といわれて、ストラテラを処方された人もいるという。

「本人は、自分に多動はないといって納得していないんです。それで、ストラテラを飲まない日は調子がいい……。それを主治医に言ったところ、きちんと飲まなければいけないと言われたそうです。それで、真面目にちゃんと先生を信じて薬を飲んでしまうんですよね」

この人の場合も、検査もせず単に医師の感覚だけで処方が変わった。しかも、ストラテラを飲まない日は調子がいいと言っているにもかかわらず、服薬を勧めるのは、診断にどこまでの自信があってのことだろう。非常に疑問である。


ちなみに中塚さんが行っている「発達障害当事者支援団体」は「ハピネススマイル」という(http://happinessmile.crayonsite.net/)。

「薬を飲むことでかえってつらい体験をした、こんな自分みたいなことに子どもたちにはなってほしくない」との思いから、「薬はなるべくやめようね、特に子どもにはよくないよね」というスタンスでの情報発信だ。全国展開で、地域ごとにまとまって、ラインでつながり、相談も受け付けている。

もっと早く発達障害が見つかっていればよかった

ところで中塚さんは19歳の頃、うつ病と診断され、ずっと抗うつ薬やリタリンを飲んできた経験がある。

「もっと早く発達障害と診断されていれば、うつ病という誤診、誤投薬に遭わずにすんだかもしれないという思いはあります。もっと早くわかっていれば、療育などでスキルを身に着けて、もっと生きやすくなっていたかもしれないと、そうすればコンサータなど飲まずにすんだかもしれないとも思ってしまいます」

しかし、うつ病の診断はいまから17年ほど前のこと。当時はまだ発達障害というものが世間一般はともかく、精神医学界でもそれほどポピュラーにはなっていない時代だった。したがって、発達障害を見つけることはほぼ不可能に近く、発達障害の二次障害である抑うつ気分からうつ病との診断になってしまった。

当時はそういう診断しかできなかったともいえるが、実は現在でも同様のことは起こっている。発達障害の過剰診断が問題になる一方で、発達障害が見過ごされ、精神疾患の診断を受け、長年治療を続けても一向に良くならない人が多いという現実もあるのだ。

現在統合失調症と診断され、抗精神病薬の治療を続けている人の中に、どれほどの割合で発達障害の人が含まれているだろう。薬物過敏を持つ発達障害の人が日本特有の多剤大量処方による統合失調症の治療を受け、悪化の一途をたどっている例は、前著『ルポ　精神医療につながれる子どもたち』で詳細に取り上げたが、発達障害の診断においては、「誤診」の問題が「過剰」の方向にも、「過少」の方向にも向かっていると感じることがある。

過剰診断の問題はすでに述べたが、「過少」診断が起こる原因は、精神科医の多くが、いま出ている症状のみで診断をするからだ。

抑うつがあればうつ病、少し元気なときがあれば双極性障害、幻聴があれば統合失調症。つまり、他の疾患を疑って鑑別を行うことがほとんどない。

特に統合失調症診断の際、自閉スペクトラム症との鑑別は重要だが、そういう視点で診断を下している医師が実際どれほどいるのか、私はかなり疑わしいと思っている。

もちろん、発達障害の診断に際しても鑑別は必要である。たとえば『データで読み解く発達障害』(平岩幹男他編、中山書店、2016年)によると、ASDの鑑別のために行われる検査としては、聴力検査、頭部MRI検査、脳波検査、遺伝学的検査などがある。また併存症状の検査のための血液検査(鉄、亜鉛、ビタミン各種、肝機能、脂質代謝関連、糖尿病関連、食物アレルギー)や尿検査、X線検査をあげている。

また、『注意欠如・多動症　ADHDの診断・治療ガイドライン』では「てんかん、脳腫瘍、もやもや病、亜急性硬化性全脳炎、副腎白質変性症、結節性硬化症をはじめとする多彩な中枢神経疾患や、甲状腺機能亢進症、アトピー性皮膚炎、軽度聴覚障害などといった身体疾患との鑑別が必要であり、それらの疑いをもったら鑑別診断のために適切な医学的・神経学的検査を実施するとともに、積極的に専門領域(小児科、小児神経科、脳外科、耳鼻科など)との連携を求める必要がある」としている。

それにしても、ここまで慎重に鑑別が行われ発達障害の診断を下された当事者が実際どれほどいるだろうかと思わざるを得ないが、ともかく診断に関して鑑別は重要事項なのだ。

発達障害の診断において「過剰」と「過少」が混在していることを考えると、精神医療はいまだ「発達障害」を診る水準にまで達していないといっていい。そして、そもそも「発達障害」は精神医療が関わるべき分野なのだろうか、という疑問さえ出てくる。

第八章　新たな視点

「治る障害」としてのアプローチ

現在、日本における発達障害は、発達障害者支援法が規定するように「脳機能の障害」ということになっている。しかし長いこと、発達障害は生まれつきの治らないもの、という言説が信じられてきた「常識」でもあった。

そして、現行の精神科における発達障害の「治療」もまた、治らないものという前提で、ただその症状を抑えることを目的に投薬が行われ、そのことが発達障害をもつ者にとって最善とはいわないが、ベターな選択であるかのような宣伝を流布し続けている。「不治」を強調することで、精神科で唯一可能な治療である「投薬」を正当化しているような印象さえもつが、治療を受ける方も、治らないという一種のあきらめを抱きつつ、症状の激しさを理由に投薬を受け入れざるを得ないのだ。

しかし、発達障害は遺伝的な要因だけでなく、後天的な要因——環境的な要因にも影響を受けるものであるという考え方が広まりつつある現在、発達障害は治るものとして、いくつかのアプローチが試みられている。

たとえば、アメリカの栄養学の専門家であるジュリー・マシューズの書いた『発達障害の子どもが変わる食事』（青春出版社、２０１２年）の中に次のようなくだりがある。

「現在では発達障害は「精神疾患」と定義されています。（略）しかし、真実はそうではありません。結論からいうと、発達障害は神経の障害です。そして、その神経の障害を引き起こす根本的な原因は、体内の代謝システムの異常にあります。（略）

発達障害のある子どもはそのプロセスが正常に機能していない部分があり、その結果、神経や神経伝達物質の働きに支障が出ていると考えられます。診断する際の基準となっている、外から見てわかる症状や心理的な問題（社会性の問題や行動問題）は、神経や神経伝達物質の機能低下があらわれたものにすぎません」

そしてマシューズは発達障害の発症は「特定の遺伝的な要素を持つ人が環境毒性の被害を受けた結果」としている。「特定の遺伝的な要素」というのは、一つの遺伝子の異常を指すのではなく、「遺伝子多型」のことである。遺伝子にはわずかな個人差があり、これによってたんぱく質を構成するアミノ酸にバリエーションが生じる。そのことを「遺伝子多型」というが、いわば、人ぞれぞれに現れる「体質」のようなもののことである。

また、発達障害をアレルギーという観点からとらえる人々もいる。たとえばインド系アメリカ人で医師のデヴィ・S・ナンバドリパッドが書いた『アレルギー関連の自閉症よ、さようなら』（カイロプラネット、２００７年）という本の中では次のように「自閉症」を説明している。

「自閉症は栄養不良疾患である。子どもの生物学的、神経学的、発達学的問題を引き起こす。この栄養不良は口から十分な栄養を摂っていないからではなく、アレルギーのせいで必須栄養素が消化、吸収、同化、使用されていないためである。（略）

アレルギーの子どもは栄養が十分に取り込めないので、脳は適切に発達しない。（略）このため、神経細胞は異なる刺激に敏感になり、異常な身体の動きを起こすようになり、（捻り、手を叩く、髪の毛を引っ張るなど）、身体・社交・言語のスキルを評価できず、会話や人付き合いがひどく障害されるようになる。アレルゲンからの毒が身体と脳の水分の蓄積を生じ、視覚、聴覚が障害される。（略）

重金属、アレルギー性の抗生物質、予防接種、一酸化炭素、農薬、バクテリア毒、ウィルス毒、化学物質などの強いアレルゲンに晒されると、脳は即座に影響されて脳関連の症状を引き起こす。自閉症、ＡＤＤ、ＡＤＨＤ、学習障害、識字障害、鬱、怒り、振る舞い障害など」

また、ウィリアム・ショー博士は著書『自閉症と広汎性発達障害の生物学的治療法』（コスモトゥーワン、２０１１年）の中で、以下のように書いている。

「この本を書く目的は、生化学、免疫学、遺伝学、栄養学、微生物学の分野の情報を、自閉症、ＡＤＤ（注意欠陥障害）や、ＰＤＤ（広汎性発達障害）に対し、このような障害をもつ子どもに接する保護者、専門家、栄養士や栄養学者、医師が導入、利用できるような形へと統合していくことです」

しかし、こうした情報はまだ日本において行き渡っているとは言い難く、翻訳本も数えるほどしか存在しない。発達障害が食事療法、あるいはデトックス（毒出し）、アレルギー除去等で改善していくことに、懐疑的な人が多いのも事実である。しかし、実際、こうしたアプローチによって発達障害といわれる症状が軽減している人たちがいるのも事実なのだ。

次に紹介する畑中さんもその一例である。

食事療法との出会い

畑中麗子さん（43歳・仮名）の長男勇人君（4歳6ヶ月・仮名）は1歳半健診のとき、保健師から「発達がちょっと遅いかもしれない」という指摘を受けた。もちろん、指摘を受けるまでもなく、畑中さん自身、ちょっと違うと感じることは多々あったという。

「上にもう1人子どもがいて、その子とはやはり違うという感じはもっていました。たとえば、食感に異常なこだわりがあって、ジューシーというか、水分の多いものが好きなんです。それと私のいうことがきけない。視線が合わない。1人でくるくる回ったりもよくしていました。また、気に入らないことがあると頭を何かに強く打ち付けたり、言葉もほとんど発しない、笑わない……」

この時点で医療機関の受診を勧められることはなかったため、勇人君に診断は下されていないが、保健師からは療育をすすめられた。しかし療育には通わず、市の認可保育園での一時保育に、畑中さんは週に2、3回勇人君を通わせた。

「絶望的な気持ちというか、毎日泣いてばかりでした。でも、そんな姿を子どもに見せてはいけないと思いながら、それでもやはり将来のことを考えると……」

そんなある日のことだ。畑中さんの父親から一本の電話が入った。勇人君が2歳半になった頃のことである。

「新聞の広告に『食事療法で自閉症が完治』という題名の本が紹介されているって父が教えてくれたんです。食事療法についてまったく知識はありませんでしたが、藁をもつかむ思いでしたので、さっそく取り寄せて読んでみました」

本の内容に共感を覚えた畑中さんは本を出版した水戸市にある「エジソン・アインシュタインスクール協会」へも出向いていった。そして食事療法で自閉症が改善していった体験談もいくつか聞いた。

「少し光が見えた気がしました。食事療法と同時にサプリメントも飲むとのことで、そうしたことの効果が出るのに3、4ヶ月はかかると言われて、なら、だまされたと思って1年はこれにかけてみようと思いました」

食事療法というのは「GFCF」(グルテンフリー、カゼインフリー)といわれるものだ。グルテンとは小麦、ライ麦、大麦、オート麦などの穀物に含まれるたんぱく質、カゼインとは牛乳と牛乳を原料とした乳製品に含まれるたんぱく質のことで、GFCFとは、簡単にいってしまえば、小麦と乳製品を一切取らない除去食のことである。

畑中さんはこの話を聞いた翌日から、さっそくこのGFCGの食事療法を徹底的に実行することにした。家族がいて、他にきょうだいがいて、食事から完璧に小麦と乳製品を排除するのは、思っているほど生易しいことではないが、畑中さんは家族を説得し、本人には代用食などを工夫して満足感を与えることで、何とかこの食事療法を貫き通した。

「でも、こんなことで本当にいいのか、間違っていないのかという不安は常にありました」と畑中さん。

それでも1年と区切ったことが気持ちの整理をつける上ではよかったのだろう。迷いながらもなんとか食事療法を続けることができた。そして、GFCFを始めて3ヶ月くらい経った頃のことだ。

「家族みんなでディズニーランドに行ったんです。食事療法をしているからと家にばかりいてはかえってよくないと思い、楽しい体験をいっぱい重ねようって。それで、ディズニーランドに行ったんですが、そうしたら、これまでほとんど笑ったことのなかった勇人がニコニコうれしそうにしたんです。あ、食事療法の効果が出ていると感じた瞬間でした」

それからは日を追うごとに症状がよくなっていった。クルクル回ることも少なくなり、頭を打ち付ける自傷行為もほとんどなくなり、視線を合わせるようになり、言葉もかなり出るようになったという。

しかし、食事療法は実際には医師の治療の元で行うべきである。畑中さんも食事療法開始後すぐに医師と出会うことができたのでよかったが、食事療法は慎重に行わなければならない。

どこも診断書を書いてくれない

ところで、食事療法を始めたばかりの頃のことだが、勇人君を保育所に入れるため、食事療法の必要性を証明してくれる診断書がどうしても必要になった。保育所で出される給食やおやつの中から小麦や乳製品を除去してもらわなければならないからだ。畑中さんが言う。

「いくつもの小児科やアレルギー科の先生にお願いしたんですが、どこもそんな診断書を書いてくれないんです。GFCFということもあまりよく知らないみたいで、リーキーガットについても検査結果を見せて、丁寧に説明をしても、理解されませんでした」

リーキーガットというのは「腸管壁浸漏症候群」といわれるもので、一説では、発達障害の子どもたちの腸はこの傾向が強いといわれている。

腸は粘膜に覆われ、それが網目の役割を果たして、本来分子量が大きい有害な物質を通さないようにしている。しかし、発達障害の子どもたちの腸は表面が荒れており、ところどころ破れているような状態となっている。したがって、大きな分子量のアレルギーの原因となるポリペプチド(未消化のたんぱく質)や有害物質が通り抜け、血液中に流れ込んでしまう。

しかし、一般の小児科、アレルギー科では、こうした視点を持っている医師はまだまだ少ない。畑中さんが食事療法のために診断書を依頼しても、応えてくれる医師がほとんどいないというのは、この点に関して日本は欧米などに比べてかなり遅れているのではないかと思う。

吹角医師との出会い

診断書に関して困っていた畑中さんに、エジソン・アインシュタインスクール協会から紹介されたのが、大阪市内で「ふくずみアレルギー科」を開業する吹角隆之医師である。

「吹角先生との出会いは本当に幸運だったと思います。食事療法の指導から、サプリメントの選択、漢方の処方、どれも勇人には合っていました。先生の指導を受けてから、みるみる症状が良くなっていったんです」

漢方はまず腸を丈夫にすることを目的に数種類処方され、不足しているとわかったビタミンB6もとることになった。また、それまで飲んでいたサプリメントの中には、勇人君に合っていないものもあり、それは排除した。また、遅延型の食物アレルギー検査（IgG）を行い、卵アレルギーがあることがわかり、「リーキーガット」の傾向が強いと指摘されたのだ。

じつは畑中さんは菓子職人である。仕事柄、小麦、卵、牛乳は欠かせない。もちろん試食のため食べる量も多い。勇人君を妊娠中もよく食べていたし、離乳食の頃には勇人君にも与えていた。

「たぶん、小麦、卵、牛乳といった食物アレルギーは私の仕事が原因の一つだろうと思います。同じものをたくさん食べれば、それに対してアレルギーになります」

畑中さんの住まいは大阪には少し距離があるが、現在でも月に1度は通院している。

「先生のところに行き始めた頃は、単語しか発しなかったんです。『ママ、これ』とか、『ねえね（姉のこと）、いる』とかその程度でした。それに一人遊びが多かったんですが、今は集団行動もできるようになりました。保育所のお友だちもいます」

吹角医師の診断書によって、保育所も食事療法について理解を示し、保育士さんたちも勉強をしてくれるようになった。おやつに他の子にはお菓子が出ても、勇人君にはおにぎりやお団子を別に作ってくれている。昼食については畑中さんからお弁当を持たせると提案したが、保育所側から「それでは容器も他の子と違ってしまうし、衛生面の問題もあるので」ということで、勇人君用の給食を作ってもらうことになった。

「とても理解のある保育所で、本当に助かっています」

公立の保育所であるが、勇人君のために保育士を一人特別につけてくれる配慮までしてくれているそうだ。

せっかくここまでよくなったのだから……勇人君の変化は保育所にとっても大きな喜びになっているのだろう。

さまざまな工夫を通して

食事療法と聞くと、かなり面倒で、なかなか実行は難しいと感じる人は多いと思う。じつは、私の知人にも多動が問題の小学校2年生の男の子のお母さんがいる。男の子には、多動を抑えるために抗精神病薬のリスパダールが処方されている。何度か会ったことがあるが、男の子はいつも赤ら顔をして、手先の皮がむけ、唇も荒れている。アトピーとは診断されていないが、アレルギー科に通い、そこではステロイド剤が処方され、最近では肌の状態が悪いために薬が増えている。

母親の相談を受け、食事療法のことをそれとなく伝えてみたのだが、「できない理由」がたくさんあるのだ。きょうだいがいるので、その子だけ別のものを食べさせるのはかわいそう。好きなもの（菓子パン、ラーメン）を止めさせるとパニックを起こす。もともと食が細い子なので、なんでも食べてくれるほうがまだ安心……。それが現実なのかもしれない。無理強いはできない。しかし、実行すれば、きっと成果はあるように感じるのだ。

畑中さんの場合、GFCFを知った翌日から実行に移せたのは、菓子職人という食べ物を扱う仕事柄のせいもあったかもしれない。また姉がいるが、少し年齢が離れているので、理解してもらえたということも大きい。夫を含め、家族全員が勇人君の改善を願ったということも食事療法を実行する上では有利に働く。

畑中さんが言う。

「それまでは朝食はパンを毎朝焼いて、食べていたんです。でも、それも食事療法を始めてからはすっぱりやめて、いまは家族全員おにぎりです。勇人と同じものを全員が食べています。そのせいか腸の調子がいまいちだったお姉ちゃんの体調もいいみたいです」

料理にも工夫を凝らした。パンが食べたいときは米粉でパンを焼き、プリンが食べたいときは大豆を使って、つるんとした食感は葛を使うことで補った。また、勇人君が食べられないものは家で食べないように夫や姉にもお願いしている。

しかし、だからといってあまりに厳格にやっていては疲れてしまうのが食事療法だ。畑中さんの家では外食もするし、前述のようにディズニーランドに遊びに行ったりもしている。ディズニーランドにはGFCFのメニューがあったという。また、外食は除去食に協力してくれる和食の店、中華の店、イタリアンの店を見つけて、勇人君用の小麦、乳製品、卵を除去した料理を作ってもらうようにしている。

「今はこの食事療法でどこまで改善するかという段階です。小学校入学まであと2年ありますが、もう少し改善すれば、普通級でも大丈夫でしょうし、もし本人がしんどいとなったら支援級や通級を利用してもいいし……。でも、私自身こだわりはありません」

家では保育所からのアドバイスをもとに、畑中さんが療育的なことも実行している。たとえば、「タイムタイマー」と名付けられた時計がある。色で残りの時間を示し、赤い部分が終わったら、遊びは終了。勇人君も言葉と視覚からの情報で、すんなり理解できるようになり、赤い部分がなくなったら、「もう保育所に行く時間だからね」の母親の言葉に「うん」とうなずき、すぐに遊びをやめるようになったという。

そして、言葉の発達は目をみはるものがある。保育所でやっていた簡単なものに畑中さんが工夫をこらした「インタビューごっこ」という遊び。名前や年齢、好きな色、好きな動物などを訊ねると、勇人君はそれについてきちんと答えることができるようになった。また、当初は単語しか発せず、こちらのいったことをそのまま復唱するオウム返しが多かったが、今では文章を話し、言葉のキャッチボールができるようになり、会話が成立するようになったという。

「吹角先生は、小麦や乳製品もときどきは食べてもいいよという状態までもっていきたいとおっしゃっています。小学校に入ったとき、徹底したGFCFでは本人も周囲も苦労が多いですから。それに食べられるようになって初めて治ったといえるというのが先生の考えです」

私は吹角医師に会うため、大阪まで出かけることにした。

発達障害とアレルギー

ふくずみアレルギー科は大阪市の天満橋駅にほど近いビルの４階にある。

エレベーターを降りてまずびっくりするのは、玄関から中へ入るのに、二重扉を通ることだ。外気が入り込まないための工夫だろう。また、クリニック内は自然素材の内装で、そこにはたくさんの空気清浄機が設置されている。待合室には本や木のおもちゃが多数並ぶ。

取材は診療が終わった午後8時過ぎからだった。吹角隆之医師（58歳）は、疲れた顔も見せず、笑顔で私を迎えてくれた。

そして、こちらが質問を始めると、あちこちからたくさんの本や資料を引っ張り出してきてじつに熱っぽく語り始めた。

「この分野は奥が深くて、一つのテーマでも話そうと思えば何時間でも必要になってくる。だから、今日話すことはほんのさわりの部分だけです」と吹角医師は言った。

もちろん数時間の取材の中で、「発達障害とアレルギー」についてのすべてがわかるはずもなく、読者もその入口に立ったに過ぎないことを念頭に、これからの文章を読んでほしい。

それにしても、発達障害として受診している人たちが100人前後とは、かなりの数字である。常時100人前後が通院しているとしたら、症状が改善してこのクリニックを卒業し、また新たな患者がやってくる、それの繰り返しということだろうか。

「でも、なかなか卒業というところまではいってないです」と吹角医師。「少しずつよくなってはいるけれど、卒業、つまり完治までは……。僕自身手探りのところもあるし、僕の腕がもっと上がれば、もっと成績も良くなっていくと思ってます」

吹角医師の出発点は、大阪府立羽曳野病院（現・大阪はびきの医療センター）にアトピー性皮膚炎な

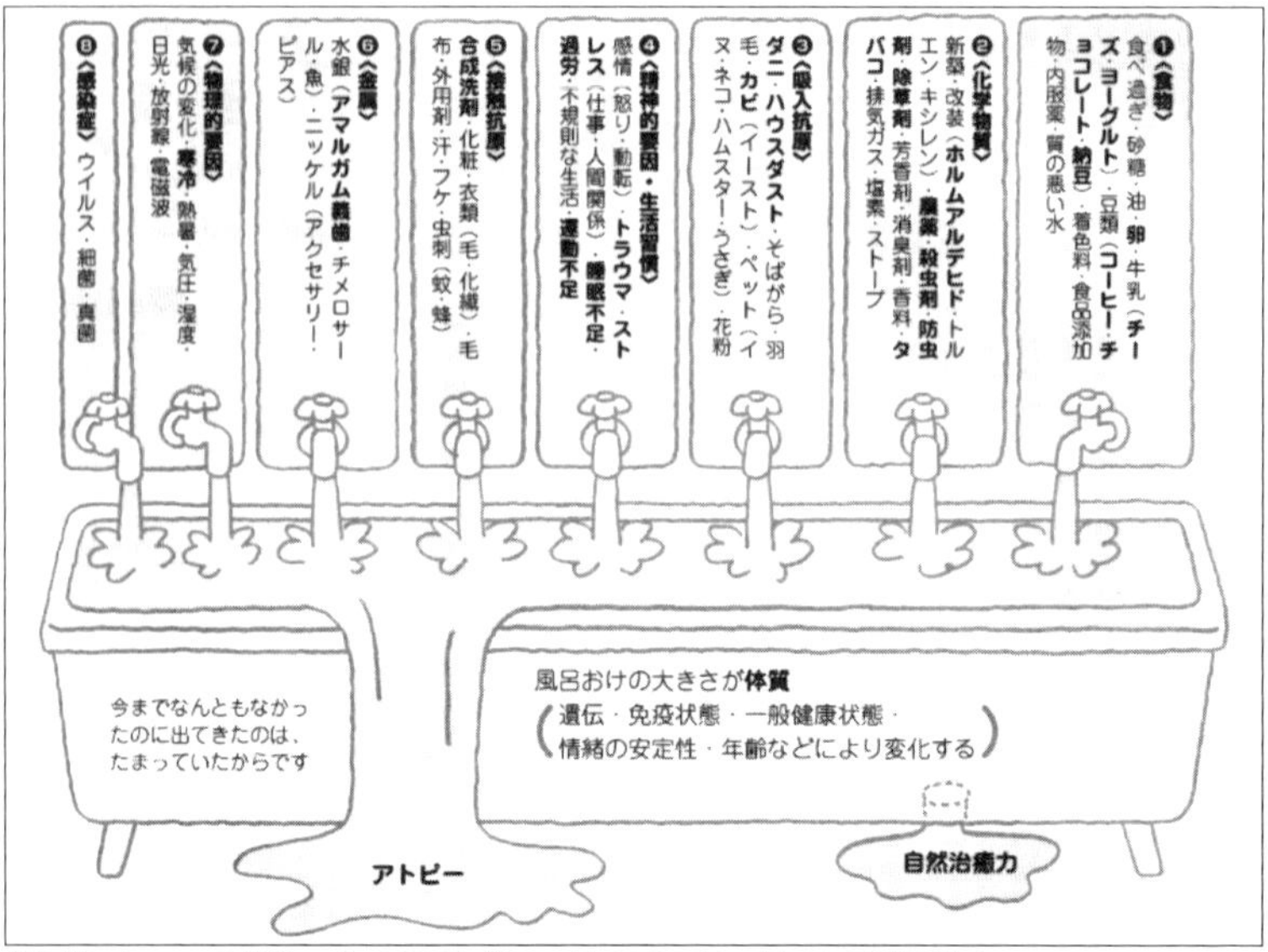

（出典）ちゃいるどネットOSAKA第35号2003年5月23日発行より

どアレルギー性皮膚疾患の専門医師として勤務したことだ。13年ほどの勤務生活の中で、アトピーの治療を続けながら食物アレルギーや接触アレルギーにも興味を持つようになったという。さらに、シックハウス症候群にかかわった結果、化学物質もアレルギーの大きなファクターであると考えるようになった。

ふくずみアレルギー科のホームページには、発達障害の治療について以下のように書いてある。

「実は発達障害の発生原因には食物アレルギー(フードアレルギー)、化学物質、重金属、潜在性感染症など風呂桶モデルのすべての蛇口が関与しています」

イラストは吹角医師がいうその「風呂桶モデル」である。そこには8つの蛇口がある。食物や化学物質、ダニ、カビ、合成洗剤、金属、寒冷、ウィルス等々、さらには精神的要因も加わって、それらが日々風呂桶にたまっていく様子を示している。風呂桶の大きさがその人がもっている許容量で、それがいわば体質といわれるものだ。また、風呂桶の下にある排水口は自然治癒力を現わし、その穴が大きければアレルゲンをどんどん排出できるが、穴が小さければ溜まっていくばかりとなる。そして、おそらくアレルギーや発達障害といわれている人たちは、この風呂桶の容量が小さく、また排水口の穴も小さい（排毒能力が低い）。

「水があふれ出たときが病気の発症というわけです。それが自閉症という形で出てくる人もいれば、アトピー性皮膚炎という形で出てくる人もいるということです」

これら8つの蛇口は、吹角医師が医師になって以来取り組み続けてきた「環境医学的アプローチ」の数々であり、その集大成ともいうべき疾患が発達障害なのだという。

海外での環境医学的アプローチ

海外での環境医学的アプローチの一つの例として、アメリカ人医師のドリス・ラップ女史（ニューヨーク州立大学臨床小児科助教授・小児科医）の書いた"Is This Your Child?"（日本語訳は未発売）がある。

この書物の冒頭には次のよう書いてある。

「苦痛を訴え、不機嫌で、学習が遅く、攻撃的で、多動で、気分がすぐれないか、あるいはうつ状態の子どもたちのために。子どもや大人の隠されたアレルギー症状の発見と治療」

吹角医師が言う。

「食べ物のアレルギーというのは、情緒、行動、学習、人間関係に大きく絡んでいると、彼女自身医師としてさまざまな患者さんを診ていく中で実感していったのです。そして、アレルギーを取り去る方法として、誘発中和法といって特殊な方法を実践しています」

誘発中和法とは、詳細はここでは省くが、アレルゲンの希釈液を使って行う方法だ。ともかく本を読んで強く共感した吹角医師はドリス・ラップ医師と、その弟子のカルパナ・パテル医師に会うためアメリカまで飛んで行った。

「でも、これと同じことを日本でやるのは無理と感じました。日本の保険医療上そぐわない」

一方、前出のウィリアム・ショー博士の『自閉症と広汎性発達障害の生物学的治療法』には、アレルギー科的治療法が多く示されており、たいへん興味深い研究であると吹角医師は言う。

「本の中では、自閉症、発達障害と感染症、抗生物質、ワクチンとの関連性について、さらに腸内環境においては、腸内の微生物、酵母菌と真菌の制御方法について触れ、また自閉症の原因として、免疫不全、食物アレルギー、グルテン、カゼイン、消化系統の異常、予防接種、重金属、先天性代謝異常などがあげられています」

博士の研究は、１９９８年アメリカで紹介されて以来、自閉症の分野に多くの進歩をもたらしたと言われている。

そして吹角医師が次に興味をもったのが、前出の本『アレルギー関連の自閉症よ、さようなら』である。その中で紹介されているＮＡＥＴ――Nambudripad（著者の名前）Allergy elimination Technique＝ナンブドリパッドのアレルギー除去療法の考え方――は吹角医師にとってたいへん興味深い研究になっているという。

「この考え方というは、たとえば磁石の引き合いと反発で考えるとわかりやすいです。アレルギーがあると悪いものを引き寄せ(N極とS極の関係)、しかもそれを排出できない。そしていいものは吸収できない(同極の反発)。ある特定のウィルスにアレルギーがあると、そのウィルスを体は排除できないから、子どもにそのウィルスがあれば、それをずっと持ち続けることになる。食べ物でいえば、アレルギーのあるもの、悪いものは引き寄せるので、どんどん食べてしまうんです。だけど、栄養にならない。代謝がうまくいかず、栄養がいきわたらない。だから脳の機能が低下する、発達が進まないという悪循環です」

さらにアレルギーと、東洋医学でいう「経絡」の関係などもこの本では説いている。

しかし、この手法もかなり煩雑で、実際の保険診療ではなかなか実践ができない。

「ただ、アレルギーと経絡が関係しているというのは押さえておきたいです。この考え方が魅力的で、僕はこれをどうにかとり入れられないかと、今いろいろ探っているところです」

もちろん吹角医師は、この他、栄養療法や重金属のデトックスについても勉強会等に積極的に参加して知識を得ていった。

そこで感じたことだが、栄養療法でよく行われる、足りない栄養を補うという手法に吹角医師は疑問を呈する。

「遺伝子多型の関係で、発達障害の子はある特定のビタミンが大きく不足している場合がけっこうあります。また、大事な代謝産物が生成できずに、ある特定の酵素を持っていないためデトックスが進まないといった遺伝子的な弱さを持っている場合も多い。でも、気をつけなければならないのは、足りなかったら入れればいいという考え方です。その子にビール酵母のアレルギーがあれば、ビール酵母から作ったビタミンB郡なんかいくら入れても、アレルギーが起こるだけで栄養にはならない。足し算引き算だけでなく、入れるものにアレルギーがないか、それを調べる必要があるんです」

実際の診療

ふくずみアレルギー科で行う主な検査としてまずIgEアレルギー検査、血液化学、末梢血液像など通常の検査がある。さらに、毛髪ミネラル検査、遺伝子多型検査、有機酸検査、遅発型アレルギー検査など、自費の検査を希望者に行うこともある。こうした検査をすることで、たとえば毛髪ミネラル検査では「有害重金属有害ミネラル」の蓄積がわかるし、遺伝子多型検査では遺伝子多型についての情報が得られ、有機酸検査では、栄養と代謝のプロフィールから腸の健康や腸内細菌の状態を見ることができる。さらに遅発型アレルギー検査(IgG、IgA)によって食物アレルギーの情報が得られる。

「実際の診療では、たとえば自閉症といわれる子どもが受診した場合、まず行うのはその子どもがどんなアレルギーを持っているのかを見つけることです。そして、風呂桶モデルの8つの蛇口のどこが一番大きいのかを見極めて、大きいところから対策を進めていきます」

そして、やはり一番ひっかかる確率が高いのは食物アレルギーだという。表を使って、好きなものと嫌いなものをチェックしていくと、だいたい大好きなものと大嫌いなものにアレルギーがある。好きなものはたくさん食べる。たくさん食べるとアレルギーになるというのだ。また、嫌いなものは、その食べ物が身体に合わないと本能的にわかるので避けるようになる。

もちろん、アレルギーがあるとわかれば、除去食や回転食(同一の食物を一定の間隔をおいて与える方法)などの栄養指導を行い、検査によって不足しているビタミン、ミネラル、栄養素がわかれば、その補給法も指導する。畑中勇人君の例はまさにこれである。

「このように栄養指導を行いながら、さらに腸内環境を整えるような指導もします。と同時に、イーストコネクションにも注意を払います」と吹角医師は言う。

イーストコネクションとは、アメリカのウィリアム・クルック医師が1985年に提唱したもので、腸管内に存在するカンジダ菌というカビの一種が異常増殖してさまざまな疾患を引き起こすとされる考え方だ。

カンジダ菌が増殖すると腸の粘膜が破壊されて正常な働きができなくなり、アレルゲンを吸収しやすくなる。したがって、パンなどのイースト(酵母)を含むものや菓子類などの甘いものなどは、摂取すると悪化するので控えるべきとされている。

腸の粘膜が破壊されるとなれば、やはり204頁でも触れた「リーキーガット」が気になるが、吹角医師はそれについて次のように説明する。

「リーキーガット(腸管壁浸漏症候群＝LGS)というのは炎症、感染症などにより、腸の粘膜が損傷し、透過性が異常に亢進した状態を意味します。食物が十分に消化される前に粘膜を通過するので、食物アレルギーが起こりやすくなるのです。と同時に、細菌やウイルスなども粘膜を通過しやすくなるため、感染しやすくなると考えられます。ですので、LGSが疑われる場合には、漢方薬や整腸剤などで、腸粘膜の保護、再生に有効な治療を行い、まずは腸内環境を整えることが大事ですね。

漢方薬によって体調を整え、身体の免疫力を高める治療は、発達障害に限らず、アレルギー疾患や他の病気にも有効でしょう。小児科医で『自閉症は漢方でよくなる』(健康ライブラリー、2010年)の著者、飯田誠先生や、精神科医の神田橋條治先生も発達障害の治療に漢方を使っておられます」

さらに、ふくずみアレルギー科では、蛇口のひとつであるストレスについても対処している。

「発達障害の勉強会を定期的に行い、患者さん同志や家族が語り合うことのできる場を設けています。そこで悩みを相談したり、情報交換したりしながら、お互いに支えあっていくことが大切なのではないかと考えているからです」

発達障害と環境汚染との関係

住環境の問題もある。

住宅においては、接着剤や塗料などに含まれる有機溶剤や、殺虫剤に含まれる農薬と同じ成分、いわゆるシックハウス症候群の原因となる化学物質には特に注意が必要と吹角医師は言う。

「それらの化学物質は健康な人にとっては大きな負荷とならなくても、患者さんにとっては大きな負担となり、体調不良の原因となっている場合があります」

また、化学物質の代謝酵素は、年齢による差があること、個人差も大きいそうだ。

吹角医師によると、農薬の成分である有機リンを代謝する酵素のパラオキソキナーゼは、赤ん坊が胎内にいるときから1歳になるまでは活性が上がってこないという。妊婦が畳の上で寝ていたら……生まれたての赤ん坊を畳の部屋に寝かせておいたら、どうなるか。そして、赤ん坊のうちおよそ3分の1はそもそもその酵素活性が低い。3分の2はその酵素活性が高い。だから、3分の2くらいの子どもは2歳くらいから元気になるが、3分の1の子どもは農薬を体内にため込み続けることになる。

「それはイラストでいえば、風呂桶からあふれ出るのがいつなのかということです。遅発性ということもあり得るわけで、長期間なんの症状がなくても、高校生になったころ、突然何らかの症状が出るとか……そういうことも十分考えられるんです」

だから、いかに環境悪化要因の蛇口の栓を閉めていくかが治療になるのだ。

「発達障害児の持つ遺伝子多型、これは少なくともどちらかの親が持っているということです。としたら、その上の世代も持っていることになるけれど、この人たちは普通に暮らしている。この違いは何かということです。遺伝だけじゃない、環境が大きく影響しているという証拠です。遺伝の場合もありますが、環境が原因の場合もある。原因は患者さん一人一人違っていると考えています」

自閉症の子どもたちのいる世界

こうした考えは、もちろんこれまでの吹角医師自身が行った治療結果から言えることである。

「食事療法をしただけで、しゃべらなかった子が話せるようになった。服を着れるようになった。高校生になって初めて勉強するということがどういうことなのかわかったと僕に話してくれた子もいます。おじいちゃんおばあちゃんを見ても何の反応も示さなかった子が、この前おじいちゃんと言って抱きついてきてくれたと嬉しそうに話すおじいちゃんもいました。保育園の運動会で初めてかけっこをしたという子もいる。それまで『かけっこ』ということの意味がわからなかった。『よーいどん』というのがどういうことなのかわからなかったんですけど、今年は先生、走りましたというお母さんがいて、すごく喜んでいた。改善が目に見えて、家族も喜んでくれるし、もちろん僕もすごくうれしい」

自閉症の子どもたちのいる世界は私たちには想像もできない世界なのかもしれない。おじいちゃんおばあちゃんの顔も判別できない。顔が判別できないから「人間」という存在もわからない。音を聞き分けることができない。その音の意味がわからない。それはもしかしたら、一色の世界であり、さまざまな音が一つのノイズのように聞こえている世界なのかもしれない。

それが治療が進むうち、脳の中で変化が起こり、ある日突然、一色の中から一つの「顔」が浮かび上がり、ノイズの中から一つの「声」が立ち上がってくる。

「そういうふうに考えると、この子がいまどういう闇の中にいるのかと思う。やっぱり怖いと思う。僕らが見ている世界とは違う、独特な世界に生きている。それをどうやってこっちの世界にもってくればいいのか……」

僕にもっと力がつけば、きっともっとクリアに改善させることができると思うのだが、と吹角医師は言う。

「でも僕が焦るとお母さんも焦ってしまうから、治療を進める上で焦りは禁物です。この子にはこの子の時計があるんだから、お母さんの時計や他の子どもの時計に合わせて、うちの子の時計がぜんぜん違うと思うと、お母さんもストレスだし、子どもにもストレスを与えることになる。だから、この子の時計でお母さんが生きてやらなくちゃあかんよといつも言っています。何があってもお母さんは認めてやって、愛してやって、抱きしめてやって、現状のこの子を愛してください。愛情がないと子どもは育たない。なんでこんなことできへんのや、あの子はできてるのに、あんたはなんでできんのや、みたいなことを言って比べてはいけないんです。親の苦労もわかるけど。いつも頑張って偉いねといって抱きしめてやる。お母さんは母港なんです。母港がちゃんとしているから子どもは出航していける。人間の生命力、治癒力、発達というのも、究極は親の愛情と、親にしっかりと愛されているという確固たる自信です。まるごとその子を愛して、認めていくという親の姿勢が大切です」

こうしたことをふくずみアレルギー科では月に一度、「発達障害教室」として保護者を対象に伝えている。前出の畑中さんも遠方だが、ほぼ毎月通っていると語っていた。

親の愛情——これも蛇口の一つになりうる大きな要素である。

一人の人間として診ることの大切さ

「現代の医療は細分化されて、総合医療という視点がない。眼科なら目だけ、皮膚科なら皮膚だけ。そうではなくて、一人の人間として診る必要があります。その人の全体のバランス、社会的動物として診ていかないと、本当の治療にはなっていかない。家庭環境もあるし、家族関係、会社におけるその人のポジションとか、そういうものすべてがその人の健康に関わってくるんです」

一方、精神科における発達障害の診療はどうだろう。もちろん丁寧に子どもに関わり、保護者にアドバイスを行う医師もいる。が、一方で、その子どもの落ち着かなさの本当の原因がどこにあるのかの考察よりも、出ている症状のみに焦点を当て、投薬しか対処法はないとばかりに薬に頼る医師もいる。発達障害は「治らない」という前提での投薬であり、それは結局「治せない」ばかりか、副作用という大きな影を落としている。出ている症状は、いわば海面上の氷山の一角にすぎないのだが、その下にある大きな岩を見ようとはしない。それが精神科の治療といわれる姿であり、これは発達障害に限らず、精神障害の治療においても同様だ。

しかし、吹角医師の実践している方法は、こうした危険から多くの患者を救ってくれる可能性を秘めていると感じる。

そもそも発達障害を精神科で扱うことになったのは、症状がいかにも「精神科的」であったからだ。したがって、アメリカの診断基準であるＤＳＭにその項目が立てられることになった。しかし、研究が進むうち、発達障害は心理的・精神的障害ではなく、神経の障害であることが明確になりつつある。

精神科ではよく「発達障害の早期発見」という。早期に発見し、早期に治療を行うこと。つまり早期から薬によって症状をコントロールしていけば、自己否定感情やうつ状態といった二次障害を防ぐことができるというのだ。しかし、大事なのはアレルギーの早期発見なのかもしれない。吹角医師もこう述べている。

「アレルギーを叩くのは赤ん坊のときのほうがやりやすいです。それを早めに見つけること。たとえばアトピーがあるとして、それをきちんと治療しないまま、成長とともにそれが卒業できたとしても、症状が今度は発達のほうにいってしまう場合もある。そうなるとすでに蛇口の数も増えているので治療も容易ではなくなってきます」

発達障害とわかってから、最初にどのレールに乗るかの選択は、未来を大きく変える。人との出会い、そこから得る知識、情報との出会い、そして医師との出会い。この日本においてはその医師が何を信じているかによって、まったく患者の予後が変わってくるのは驚くべきことである。とくに精神科においてはその差が大きい。自閉症なのか、統合失調症なのか、担当する医師によって診たてが変わり、したがって治療方法、投薬される薬の種類や量も変わってくる。

そして、最初にかかわる医療機関がどこなのかも、子どもの将来を大きく左右する。たとえば畑中さんが吹角医師につながらなかったならどうなっていただろう。よくあるケースのように、保健師から「先生に診てもらったほうがいい」と児童精神科を紹介されて受診していたとしたら……。おそらく小学校入学を前に、「落ち着かせる」目的で何らかの薬が処方される可能性は大いにあったと思われる。

しかし、飲んでも何の変化もなかった後藤浩輔君のように、やめるときには辛い離脱症状を体験することになるかもしれない。いや、それどころか、効かないためにどんどん薬が増えていき、薬剤過敏を持っている発達障害の場合、さらなる副作用に苦しむことになる可能性も捨てきれない。そして、症状はいっこうに治まることはないのだ。

発達障害の場合、最初に子どもをどのレールに乗せるのか——この選択は子どもの一生を左右する、じつに大きな問題である。

【著者】嶋田 和子…しまだ・かずこ…
1958年生まれ。ルポライター。早稲田大学卒業。1986〜87年、国立療養所多磨全生園職員。2009年、知人の子どもが精神医療の被害に遭ったことで、本書のテーマとの関わりにふれる。2010年6月にブログ「精神医療の真実」を立ち上げて体験談を募り、3年間で100人以上の被害者を取材。ブログを立ち上げて7年間で200人以上の被害者を取材。ブログを通して関わった人は500人を超える。現在も日々、体験者の話に耳を傾け、相談にのっている。
主著：『ルポ 精神医療につながれる子どもたち』(彩流社)、『精神医療の現実：処方薬依存からの再生の物語』(萬書房)、『精神医療の「からくり」：この医療に殺されないために知っておくべきこと』(ベル出版、Kindle版)ほか。

フィギュール彩 93

発達障害《はったつしょうがい》の薬物療法《やくぶつりょうほう》を考《かんが》える

二〇一七年七月二六日　初版第一刷

著者——嶋田和子
発行者——竹内淳夫
発行所——株式会社 彩流社
〒102-0071
東京都千代田区富士見2-2-2
電話：03-3234-5931
ファックス：03-3234-5932
E-mail：sairyusha@sairyusha.co.jp
印刷——明和印刷株式会社
製本——株式会社村上製本所
編集——出口綾子
装丁——仁川範子

ISBN978-4-7791-7095-9 C0336
http://www.sairyusha.co.jp